Mit freundlicher Empfehlung

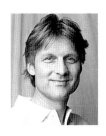

Michael Deinert
Studium an der tierärztlichen Fakultät der LMU München 1986 bis 1992. Approbation zum Tierarzt 1992. Anschließend Promotion und 5-jährige Assistenzzeit an der I. Medizinischen Tierklinik der LMU München bis 2000. Seit 1999 Fachtierarzt für Innere Medizin. Jährliche Teilnahme an Ausbildungsprogrammen internationaler Gastdozenten an der Medizinischen Tierklinik. Seit 2000 in der Tierklinik Am Sandpfad, Wiesloch tätig.
Schwerpunkte: Innere Medizin, Kardiologie, Ultraschall, Endoskopie. Gründungsmitglied der Arbeitsgruppe Kardiologie der DVG und des Collegium Cardiologicum e.V. Veranstalter und Referent zahlreicher Vorträge und Seminare im Bereich Kardiologie und Ultraschalldiagnostik.

Michael Deinert

Therapie erworbener Herzerkrankungen bei Hund und Katze

50 Abbildungen
10 Tabellen

Enke Verlag · Stuttgart

**Bibliografische Information
der Deutschen Nationalbibliothek**
Die Deutsche Nationalbibliothek verzeichnet
diese Publikation in der Deutschen Nationalbibliografie;
detaillierte bibliografische Daten sind im Internet über
http://dnb.d-nb.de abrufbar.

Anschrift des Autors:

Dr. Michael Deinert
Tierklinik Am Sandpfad
Ludwig-Wagner-Str. 31
69168 Wiesloch

© 2010 Enke Verlag in
MVS Medizinverlage Stuttgart GmbH & Co. KG
Oswald-Hesse-Str. 50, 70469 Stuttgart

Unsere Homepage: www.enke.de

Printed in Germany

Umschlaggestaltung: Thieme Verlagsgruppe
Umschlagfoto: Herz: Nickel R, Schummer A, Seiferle E. Lehrbuch der Anatomie der Haustiere Band 3. Stuttgart: Parey im MVS, 2004, S. 47, Abb. 28. Hund, Katze: PhotoDisc Inc.
Fotos im Innenteil: S. 1 Corel Stock, S. 17 Corel Stock, S. 79 Laurence Mouton, Photo Alto
Zeichnungen: Angelika Brauner, Hohenpeißenberg
Satz: Sommer-Druck, Feuchtwangen
Satzsystem: Arbortext APP-Desktop 9.1 Unicode M150
Druck: Grafisches Centrum Cuno GmbH & Co. KG, Calbe

ISBN 978-3-8304-1093-5   1 2 3 4 5 6

Wichtiger Hinweis: Wie jede Wissenschaft ist die Veterinärmedizin ständigen Entwicklungen unterworfen. Forschung und klinische Erfahrung erweitern unsere Kenntnisse, insbesondere was Behandlung und medikamentöse Therapie anbelangt. Soweit in diesem Werk eine Dosierung oder eine Applikation erwähnt wird, darf der Leser zwar darauf vertrauen, dass Autoren, Herausgeber und Verlag große Sorgfalt darauf verwandt haben, dass diese Angabe dem Wissensstand bei Fertigstellung des Werkes entspricht.

Für Angaben über Dosierungsanweisungen und Applikationsformen kann vom Verlag jedoch keine Gewähr übernommen werden. Jeder Benutzer ist angehalten, durch sorgfältige Prüfung der Beipackzettel der verwendeten Präparate – gegebenenfalls nach Konsultation eines Spezialisten – festzustellen, ob die dort gegebene Empfehlung für Dosierungen oder die Beachtung von Kontraindikationen gegenüber der Angabe in diesem Buch abweicht. Eine solche Prüfung ist besonders wichtig bei selten verwendeten Präparaten oder solchen, die neu auf den Markt gebracht worden sind. Vor der Anwendung bei Tieren, die der Lebensmittelgewinnung dienen, ist auf die in den einzelnen deutschsprachigen Ländern unterschiedlichen Zulassungen und Anwendungsbeschränkungen zu achten. Jede Dosierung oder Applikation erfolgt auf eigene Gefahr des Benutzers. Autoren und Verlag appellieren an jeden Benutzer, ihm etwa auffallende Ungenauigkeiten dem Verlag mitzuteilen.

Geschützte Warennamen (Warenzeichen®) werden nicht immer besonders kenntlich gemacht. Aus dem Fehlen eines solchen Hinweises kann also nicht geschlossen werden, dass es sich um einen freien Warennamen handelt.

Das Werk, einschließlich aller seiner Teile, ist urheberrechtlich geschützt. Jede Verwendung außerhalb der engen Grenzen des Urheberrechtsgesetzes ist ohne Zustimmung des Verlags unzulässig und strafbar. Das gilt insbesondere für Vervielfältigungen, Übersetzungen, Mikroverfilmungen oder die Einspeicherung und Verarbeitung in elektronischen Systemen.

Vorwort

Die Wissenschaft und damit das Wissen in der Kleintierkardiologie haben in den vergangenen Jahrzehnten einen kontinuierlichen Zuwachs erfahren. Die mit dieser Wissensgenerierung befassten Institute und Kollegen tragen mit einer zunehmenden Spezialisierung und einer steigenden Zahl klinischer Arbeiten und Studien dazu bei.

Neue diagnostische Möglichkeiten, beispielsweise echokardiografische oder labordiagnostische Untersuchungstechniken, erfordern eine Validierung durch Studien am Patienten, um deren Bedeutung für den klinischen Alltag zu untersuchen. Als Beispiele sind der Gewebe-Doppler und seine Folgetechniken sowie die Bestimmung der natriuretischen Peptide und auch genetische Untersuchungen zu nennen.

Nicht zuletzt sind die heutigen Zulassungsverfahren für neue Medikamente sowie deren anschließender klinischer Einsatz Anlass für zahlreiche Publikationen und auch Diskussionen geworden. Diese Entwicklung zu Studien mit immer spezifischeren Fragestellungen muss sich auch in der Übersichtsliteratur niederschlagen.

Dieses Buch versteht sich als eine Übersicht über die medikamentösen Therapieformen bei den drei häufigsten erworbenen Herzkrankheiten von Hund und Katze: der degenerativen AV-Klappenkrankheit des Hundes und den primären Kardiomyopathieformen, der dilatativen Kardiomyopathie des Hundes und der hypertrophen Kardiomyopathie der Katze. Gleichzeitig soll für diese Herzkrankheiten ein Überblick über den klinischen Verlauf und die Untersuchungsmethoden vermittelt werden. Dabei wurde der Schwerpunkt darauf gelegt, aus einer Kombination von klinischen Befunden und wissenschaftlichen Erkenntnissen eine möglichst objektive therapeutische Entscheidung herbeiführen zu können.

Die kardiologische Diagnostik soll besonders unter dem Aspekt ihrer Bedeutung für therapeutische Entscheidungen vorgestellt werden. Die Zusammenstellung richtet sich damit an den kardiologisch interessierten praktischen Tierarzt, der einen Blick hinter die Dosierungstabellen werfen möchte.

Die Interpretation von Befunden und Studien bleibt jedoch bis zu einem gewissen Grad immer subjektiv, zudem ist nicht jede Therapie für jeden Patienten (und seinen Besitzer) geeignet. Eine Beratungs- und Entscheidungssituation also, in der sich der Kleintierpraktiker angesichts der Häufigkeit von Herzbefunden nahezu täglich befindet.

Auch bei diesem – letztlich individuellen – therapeutischen Entscheidungsprozess soll mit diesem Buch eine Hilfestellung geboten werden. Vorangestellt wird dem speziellen Teil eine kurze Wiederholung der Pathophysiologie des Herzens.

Ich danke Herrn Dr. Jörg Korrell von der Fa. CEVA für die Idee zu diesem Buch. Frau Dr. Leonie Löffler von MVS Medizinverlage Stuttgart danke ich für die gute Betreuung. Und allen Tierkardiologen im In- und Ausland danke ich für ihre inspirierenden Gedanken.

Wiesloch, im August 2010　　　　　　　Michael Deinert

Ampelsystem

🟢 Dieses Medikament kann aufgrund von Studien oder langjähriger klinischer Erfahrungen als Standardmedikation für die jeweilige Indikation angesehen werden. Eine Besserung der klinischen Symptome und/oder eine lebensverlängernde Wirkung ist zu erwarten

🟡 Für dieses Medikament gibt es keine gesicherten wissenschaftlichen Erkenntnisse über die Wirksamkeit bei der jeweiligen Indikation. Aus theoretischen Überlegungen heraus oder aufgrund von Erfahrungen bei einzelnen Patienten oder kleineren Gruppen oder bei besonderen Indikationen kann der Einsatz jedoch sinnvoll sein.

🔴 Bei diesem Medikament können entweder Kontraindikationen bestehen oder eine Verschlechterung des klinischen Bildes oder Verkürzung der Lebenszeit kann eintreten. Der Einsatz bedarf in jedem Fall einer vorherigen genaueren kardiologischen Abklärung.

L Medikament mit Langzeiteffekt, verspricht keine sofortige Wirkung.

Abkürzungen

ACE	Angiotension-Converting-Enzym
ADH	antidiuretisches Hormon (Vasopressin)
Ao	Aorta
ASS	Acetylsalicylsäure
AV	atrioventrikulär
CHIEF	Canine-Heart-Failure International Expert Forum
CKCS	Cavalier King Charles Spaniel
Cut-off-Wert	Grenzwert herzgesund-herzkrank
DCM	dilatative Kardiomyopathie
FS	Verkürzungsfraktion
HCM	hypertrophe Kardiomyopathie
HOCM	hypertrophe obstruktive Kardiomyopathie
ISACHC	International Small Animal Cardiac Health Council
LA	Durchmesser linker Vorhof
LVIDd	linksventrikulärer Innendurchmesser enddiastolisch
MI	degenerativ-myxomatöse Mitralendokardiose
NYHA	New York Heart Association
RAAS	Renin-Angiotensin-Aldosteron-System
RAS	Renin-Angiotensin-System
RCM	restriktive Kardiomyopathie
SAM	systolische Vorwärtsbewegung des Mitralsegels (systolic anterior motion)
SD	Standardabweichung (standard derivation)
VHS	vertebral Heart Size, Herzwirbelsumme

Inhaltsverzeichnis

Allgemeiner Teil

1	Einleitung	2
2	**Pathophysiologie von Herzkrankheiten**	3
2.1	Begriffsdefinitionen	3
2.2	Verlauf einer Herzkrankheit – Kompensation und Dekompensation	4
2.2.1	Systolisches Versagen – schnelle Kompensation	4
2.2.2	Systolisches Versagen – langsame Kompensation	5
2.2.3	Hypertrophie und Remodeling	6
2.2.4	Sonderfall diastolisches Versagen	7
2.2.5	Dekompensation	8
2.3	Therapeutische Ziele	8
2.3.1	Senkung der Vorlast	8
2.3.2	Blockade der neurohumoralen Aktivierung	9
2.3.3	Erhöhung der Kontraktilität	10
2.3.4	Senkung des arteriellen Blutdrucks	10
2.3.5	Verbesserung der diastolischen Funktion	11
2.3.6	Kriterien für den Behandlungserfolg	11
2.3.7	Offene Fragen	11
2.4	Prophylaxe durch zuchthygienische Maßnahmen	12
3	**Einteilung von Herzkrankheiten in Schweregrade**	13

Spezieller Teil

4	Einleitung	18
5	**Mitralendokardiose beim Hund**	19
5.1	Disposition	19
5.2	Prognose	20
5.3	Anamnese	20
5.4	Klinische Untersuchung	21
5.4.1	Auskultation	21
5.4.2	EKG	22
5.4.3	Röntgen	22
5.4.4	Echokardiografie	24
5.4.5	Quantifizierung der Mitralregurgitation	25
5.4.6	Labor	28
5.5	Therapie	28
5.5.1	Therapie im asymptomatischen Stadium	29
5.5.2	Therapie im Stadium der Herzinsuffizienz	32
5.5.3	Zusammenfassung und Fazit	37

6	**Dilatative Kardiomyopathie des Hundes**	42
6.1	Disposition	42
6.2	Prognose	43
6.3	Anamnese	43
6.4	Klinisches Bild	43
6.5	Klinische Untersuchung	44
6.5.1	EKG	44
6.5.2	Röntgen	45
6.5.3	Echokardiografie	46
6.5.4	Labor	47
6.6	Therapie	49
6.6.1	Therapie im asymptomatischen Stadium	49
6.6.2	Therapie im Stadium der Herzinsuffizienz	49
6.6.3	Zusammenfassung und Fazit	53
7	**Kardiomyopathien der Katze**	58
7.1	Disposition	58
7.2	Klinisches Bild	58
7.3	Klinische Untersuchung	58
7.3.1	EKG	59
7.3.2	Röntgen	59
7.3.3	Labor	61
7.3.4	Echokardiografie	61
7.4	Therapie	65
7.4.1	Therapie im asymptomatischen Stadium	65
7.4.2	Therapie im dekompensierten Stadium	66
7.4.3	Atenolol	66
7.4.4	ACE-Hemmer	68
7.4.5	Positiv inotrop wirksame Medikamente	69
7.4.6	Digitalis	69
7.4.7	Diuretika	69
7.4.8	Zusammenfassung und Fazit	71
8	**Notfalltherapie**	76
8.1	Therapie des kongestiven Notfalls	76
8.1.1	Maßnahmen beim Thoraxerguss	76
8.1.2	Maßnahmen beim Lungenödem	76

Anhang

Medikamentenliste	80
Sachverzeichnis	86

Allgemeiner Teil

1	Einleitung	2
2	Pathophysiologie von Herzkrankheiten	3
2.1	Begriffsdefinitionen	3
2.2	Verlauf einer Herzkrankheit – Kompensation und Dekompensation	4
2.3	Therapeutische Ziele	8
2.4	Prophylaxe durch zuchthygienische Maßnahmen	12
3	Einteilung von Herzkrankheiten in Schweregrade	13

1 Einleitung

Am Ende einer jeden Untersuchung oder eines diagnostischen Prozesses stellt sich die Frage nach der Therapie. Klinische Befunde, Diagnose und therapeutische Maßnahmen sind dabei eng miteinander verwoben.

Wir Tierärzte stehen häufig unter der Erwartung, therapeutisch tätig zu werden. Diesen Anspruch als Helfer haben wir an uns selbst, er wird uns aber noch viel mehr vom Besitzer entgegengebracht. Mit dieser Vorstellung kollidiert, dass nicht bei jeder Herzkrankheit und auch nicht in jedem Schweregrad eine Therapie indiziert ist. Die Therapie wird in der Regel lebenslang verordnet, weil bei den erworbenen Herzkrankheiten nicht mit einer Heilung, sondern mit Progredienz zu rechnen ist. Die lange asymptomatische Phase bei den Herzkrankheiten von Hunden und Katzen ist somit Fluch und Segen zugleich. Einerseits bietet sich dadurch die Chance (und die Versuchung), frühzeitig zu intervenieren. Andererseits sind die wissenschaftlichen Beweise für eine Verzögerung des Krankheitsverlaufes im asymptomatischen Stadium durch therapeutische Interventionen nicht überzeugend. Und nicht jeder Patient erreicht zwingend das symptomatische Stadium seiner Herzkrankheit [1, 2].

Daraus entsteht eine besondere Verantwortung hinsichtlich der Genauigkeit der Diagnose und der Aufklärung des Besitzers. Die Indikationsstellung sollte auf einer fundierten Diagnostik und einer möglichst objektiven Einschätzung des Krankheitsstadiums beruhen. Nach der Indikationsstellung zu einer Therapie folgen weitere Überlegungen über Art, Umfang, Dosierung und Dauer.

Letztlich sollte auch ein therapeutisches Ziel formuliert werden, d.h., es stellt sich die Frage, was die Therapie bewirken soll. Sollen akute Beschwerden beseitigt werden? Sind diese Beschwerden überhaupt kardialer Genese? Oder sollen Ereignisse in der Zukunft möglichst spät oder gar nicht eintreten (Konservierung des Status quo, Verzögerung der Dekompensation). Oder ist gar eine Heilung möglich (Restitutio ad integrum)?

Chronische Krankheiten erfordern darüber hinaus regelmäßige klinische Nachkontrollen und abhängig vom Resultat eine Anpassung oder Erweiterung der bisherigen Therapieform.

Die Bedeutung von Kontrolluntersuchungen sollte in der Kardiologie nicht unterschätzt werden, denn sie helfen dabei, den individuellen Krankheitsverlauf eines Patienten einzuschätzen.

Literatur

[1] **Serfass P, Chetboul V, Sampedrano CC et al:** Retrospective study of 942 small-sized dogs: Prevalence of left apical systolic heart murmur and left-sided heart failure, critical effects of breed and sex. J Vet Cardiol 2006; 8: 11–18

[2] **Borgarelli M, Savarino P, Crosara S et al:** Survival characteristics and prognostic variables of dogs with mitral regurgitation attributable to myxomatous valve disease. J Vet Intern Med 2008; 22: 120–128

2 Pathophysiologie von Herzkrankheiten

Die Einteilung von Herzkrankheiten kann nach verschiedenen Gesichtspunkten erfolgen (Verlauf, Ursache, Sitz der Läsion etc.). Bei den erworbenen Herzkrankheiten von Hunden und Katzen liegen andere Verhältnisse vor als beim Menschen, bei dem beispielsweise der akute Myokardinfarkt durch eine Koronararteriosklerose vorherrschend ist: Wenn auch bei der Katze anekdotisch größere Myokardinfarkte vorkommen und im Myokard älterer Hunde Mikroinfarkte gefunden werden, so verlaufen die Herzkrankheiten der Kleintiere eher chronisch progredient, meist über mehrere Jahre mit einer initial langen asymptomatischen Phase und ohne ischämische Genese. Die klinische Bedeutung der Mikroinfarkte beim Hund ist unbekannt und wird kontrovers diskutiert [5–7].

Durch die Art der Krankheit und/oder die dabei stattfindenden Kompensationsmechanismen herrscht aus klinischer Sicht das **kongestive Versagen** mit erhöhtem venösem und kapillärem Druck vor. Die systolische Funktion ist entweder erhalten oder vermindert, aber nur selten so stark vermindert, dass das systolische Versagen für die klinischen Beschwerden bestimmend wäre. Es kann aber maßgeblich die Kompensationsmechanismen (Flüssigkeitsretention, Sympathikusaktivierung) in Gang bringen, deren Folge Ödeme sind. Darüber hinaus lässt sich bei den erworbenen Herzkrankheiten der Kleintiere nur im Ausnahmefall eine Ätiologie identifizieren. Diese Besonderheiten sowie das Fehlen von chirurgischen Therapiemaßnahmen oder bestimmten interventionellen Methoden führen in der Kleintierkardiologie zu der besonderen Situation, dass eine kongestive Herzinsuffizienz bei verschiedenen zugrunde liegenden Herzkrankheiten bis ins Endstadium medikamentös behandelt werden muss.

2.1 Begriffsdefinitionen

Herzkrankheit ist ein Globalbegriff für jede strukturelle oder funktionelle Veränderung am Herzen, an den herznahen Gefäßen oder am Perikard, auch wenn sie nicht zu einer Herzinsuffizienz führt. **Herzinsuffizienz** beschreibt den Zustand, in dem das Herz die unter physiologischen Bedingungen geforderte Versorgung der peripheren Gewebe nicht mehr oder nur unter einem erhöhten venösen Füllungsdruck erbringen kann. Ein Synonym hierfür ist Herzversagen. Es kommt entweder zu einer Hypotension und Minderperfusion der peripheren Gewebe mit der Folge einer Hypoxie, Laktatbildung und Leistungsschwäche, was einem systolischen Versagen entspricht, und/oder zu einem gestörten venösen Abfluss und erhöhten hydrostatischen Kapillardruck mit der Folge von Ödemen (Aszites bei Rechtsherzinsuffizienz, Lungenödem bei Linksherzinsuffizienz, Thoraxerguss bei Globalinsuffizienz). Dieser Zustand wird als kongestives Versagen bezeichnet.

Die **Ursache einer Herzinsuffizienz** sind Herzkrankheiten in einem fortgeschrittenen Stadium. Beim Auftreten von klinischen Symptomen oder radiologischen Stauungszeichen gelten sie als dekompensiert. Eine Herzinsuffizienz ist daher mit einer dekompensierten Herzkrankheit gleichzusetzen.

Der Begriff **Klappeninsuffizienz** beschreibt lediglich eine undichte Herzklappe, ohne eine Aussage über Schweregrad und Ursache zu machen. Klappeninsuffizienzen können primär, sekundär oder kongenital vorkommen und zu einer Herzinsuffizienz führen.

Unter einer primären, erworbenen Klappenkrankheit versteht man die Atrioventrikularklappenendokardiosen (**degenerativ-myxomatöse AV-Klappenkrankheit**). Sekundäre Klappeninsuffizienzen haben eine Ursache, die nicht in der Struktur der Klappe selbst zu suchen ist, also beispielsweise eine bakterielle Entzündung und Thrombosierung der Herzklappe.

Die hämodynamischen Folgen sind bei allen Formen vergleichbar: Es kommt zu einer systolischen Blutregurgitation in das Atrium. Die mit Abstand häufigste Herzkrankheit der Kleintiere ist die degenerativ-myxomatöse Mitralklappenendokardiose (MI) des Hundes.

Von einer **Kardiomyopathie** spricht man, wenn der Herzmuskel erkrankt. Die Veränderungen bei dieser heterogenen Krankheitsgruppe sind dabei auf zellulärer Ebene zu suchen. Die Ursache kann primär (idiopathisch, genetisch) oder sekundär (toxisch, metabolisch, entzündlich etc.) sein.

Die **dilatative Kardiomyopathie** des Hundes (DCM) ist durch eine Verminderung der systolischen Funktion gekennzeichnet (primäre Herzmuskelschwäche), bei der primären **hypertrophen Kardiomyopathie** der Katze (HCM) ist dagegen vornehmlich die diastolische Funktion gestört. Ähnlich wie auch bei der Mitralendokardiose beinhaltet die Definition der kaninen dilatativen und felinen hypertrophen Kardiomyopathie, dass sich dafür keine Ursache ermitteln lässt.

2.2 Verlauf einer Herzkrankheit – Kompensation und Dekompensation

Die erworbenen Herzkrankheiten beginnen mit einem Insult oder einer primären Störung in einer funktionellen Struktur des Herzens. Diese Veränderungen finden zunächst nur auf der molekularen oder mikroskopischen Ebene statt und sind klinisch nicht diagnostizierbar. Sie führen jedoch im weiteren Verlauf zu makroskopisch erkennbaren Veränderungen und damit auch zu echokardiografisch diagnostizierbaren funktionellen Einschränkungen oder morphologischen Läsionen. Bei bestimmten Kardiomyopathieformen bestehen auch ausschließlich elektrokardiografische Auffälligkeiten oder diese treten als ein Frühzeichen auf.

Schließlich kann eine Herzinsuffizienz klinisch manifest werden. Nicht selten vergehen mehrere Jahre zwischen primärem Insult und dem klinischen Bild einer Herzinsuffizienz, bei manchen Patienten kommt es auch niemals zum Stadium der Herzinsuffizienz. Andere Verlaufsformen, die v. a. bei der dilatativen Kardiomyopathie des Hundes vorkommen, sind Synkopen oder plötzlicher Herztod, ohne dass das Stadium der Herzinsuffizienz erreicht wird. Die Diagnose der Krankheit fällt im Stadium der Herzinsuffizienz leicht, in den frühen Phasen ist sie dagegen, besonders bei Kardiomyopathien, nicht oder nicht sicher möglich.

Sobald durch die initiale Läsion Funktionseinschränkungen in einem Maße auftreten, die entweder das Auswurfvolumen (und damit den arteriellen Blutdruck) senken oder den venösen Druck erhöhen, werden **Kompensationsmechanismen** in Gang gesetzt. Grundsätzlich werden drei, teilweise miteinander vernetzte Mechanismen unterschieden:
- Frank-Starling-Mechanismus
- neurohumorale Regelmechanismen (Aktivierung von Sympathikus, RAAS, ADH)
- ventrikuläre Hypertrophie und kardiales Remodeling

2.2.1 Systolisches Versagen – schnelle Kompensation

Die schnelle Reaktion auf einen sinkenden arteriellen Blutdruck erfolgt durch das sympathische Nervensystem: Barorezeptoren auf der afferenten Seite bewirken reflektorisch eine entsprechende Erhöhung der Aktivität des sympathischen Nervensystems (Barorezeptoren-Reflex). Über den lokal wirksamen Transmitter **Noradrenalin** und β1-Rezeptoren an den Kardiomyozyten wird durch eine Erhöhung der intrazellulären Kalziumkonzentrationen die Kontraktilität erhöht (positiv inotrop), außerdem wirkt es positiv chronotrop, lusitrop und bathmotrop. All diese Wirkungen erhöhen das Auswurfvolumen. Noradrenalin wirkt an den arteriellen Widerstandsgefäßen und den venösen Kapazitätsgefäßen vasokonstriktorisch über α1-Rezeptoren. Das gesteigerte Auswurfvolumen und der erhöhte Gefäßwiderstand normalisieren den arteriellen Blutdruck. Die Aufrechterhaltung eines für die periphere Perfusion adäquaten arteriellen Blutdrucks besitzt die höchste Priorität unter allen bekannten Kompensationsmechanismen.

Die schnelle (und eher kurz dauernde) vegetative Regulation des arteriellen Blutdrucks über den Barorezeptoren-Reflex besitzt v. a. bei (Kreislauf-)Schock, Blutverlust oder anderen passageren hypotensiven Krisen eine Bedeutung. Später überwiegen die langsamen und länger wirksamen Mechanismen durch Wasser- und Natriumretention der Niere.

Eine dauerhafte Aktivierung des sympathischen Nervensystems mit erhöhten **zirkulierenden Katecholaminspiegeln** ist aber auch bei der chronischen Herzinsuffizienz nachweisbar. Der Mechanismus dieser Aktivierung ist nicht vollständig geklärt. Er wird nicht durch Barorezeptoren oder arterielle Hypotension ausgelöst, sondern möglicherweise über das RAAS, insbesondere Angiotensin II. Unter dieser **chronischen Aktivierung des Sympathikus** reduziert sich die Zahl der funktionellen β1-Rezeptoren an den Kardiomyozyten (sog. Down-Regulation), was die effektive Wirkung von Noradrenalin am Herzen wieder vermindert. Auch die intrazellulären Signalwege über Adenylatzyklase/cAMP und Proteinphosphorylierung sind dann funktionell eingeschränkt. Die fehlende Ansprechbarkeit des Myokards für erhöhte Katecholaminspiegel, aber auch eine Abnahme des Transmitters Noradrenalin in den kardialen Nervenendigungen sind Ursachen, weshalb Herzpatienten auf körperliche Belastung nicht mehr mit einer angepassten Steigerung der Herzleistung reagieren können. Das Herz „schottet" sich sozusagen gegenüber dem erhöhten Sympathikotonus ab. Der erhöhte Katecholaminspiegel übt jedoch durch seine chronische Einwirkung trotzdem eine schädigende Wirkung auf die Kardiomyozyten aus.

2.2.2 Systolisches Versagen – langsame Kompensation

Der langsamen und meist chronischen Kompensation einer verminderten Auswurfleistung wurde in den letzten zwei Jahrzehnten besondere Aufmerksamkeit gewidmet. Inzwischen wird chronisches Herzversagen deshalb als ein **neurohumorales** oder **neuroendokrines Syndrom** verstanden, bei dem zahlreiche systemisch-zirkulierende und auch lokal wirksame gewebsständige Faktoren aktiviert werden und messbar sind.

Basierend auf einer primären Noxe fördern diese Faktoren trotz ihren initialen kompensatorischen Wirkungen durch ihre chronische Wirkung das Herzversagen.

Dadurch hat auch ein therapeutisches Umdenken stattgefunden. Statt einer Förderung der Pumpleistung (positiv inotrope Maßnahmen) bei systolischem Versagen wurden in den letzten Jahrzehnten Strategien zur Antagonisierung der neurohumoralen Aktivierung untersucht. Dazu zählen neben der Inhibition der Angiotensinbildung (ACE-Hemmer), der Angiotensinrezeptorblockade (AT$_1$-Blocker, „Sartane"), Endothelin-Blocker (Darusentan) auch die Blockade des Aldosterons (Spironolacton) und des sympathischen Nervensystems (β-Blockade). Der gleichzeitige Einsatz mehrerer Medikamente wird als **sequenzielle neurohumorale Blockade** verstanden.

Die Richtigkeit dieser Strategie wurde durch Studien in der Humanmedizin bestätigt, die für positiv inotrope Medikamente (Milrinon, Digitalis) keine längere Überlebenszeit feststellen konnten, für einige Medikamente mit neurohumoraler Blockierung (ACE-Hemmer, β-Blocker, Spironolacton) dagegen schon.

Die Zusammenhänge einer initialen Kompensation durch das sympathische Nervensystem und einer späteren und länger dauernden renalen Kompensation gelten auch für **chronisches Herzversagen**.

Über ein fein gesteuertes hormonelles System erfolgt die Retention von Wasser und Natrium. Ziel des Organismus ist es hierbei, über eine Zunahme des Blutvolumens den arteriellen Blutdruck stabil zu halten.

Das Ausmaß der **renalen Volumenexpansion** kann beträchtlich sein, und das intravasale Volumen wird um bis zu 30% erhöht. Die Natriumretention wird durch Aldosteron und die Wasserretention durch Vasopressin (ADH) bewirkt, deren Freisetzung durch Angiotensin II ausgelöst wird. Angiotensin II und Vasopressin wirken auch vasokonstriktorisch.

Greift die Erhöhung der Herzleistung durch Vorlasterhöhung und Vasokonstriktion über das RAAS, kann die sympathische Aktivität gesenkt werden, was eine Verminderung des myokardialen Sauerstoffverbrauchs durch Senkung der Herzfrequenz und des peripheren Widerstands zur Folge hat, da beide Determinanten des Energiebedarfs sind (Nachlast). Eine passagere Krise ist damit kompensiert (**Abb. 2.1**).

Die Erhöhung der Kontraktilität durch das sympathische Nervensystem und die Steigerung der Vorlast durch Wasser- und Natriumretention der Niere führen durch Ausnutzung zweier unabhängiger kardialer Mechanismen synergistisch zu einem gesteigerten Minutenvolumen. Diese beiden Mechanismen stellen im Falle einer chronischen Herzkrankheit zunächst einmal eine effektive und sinnvolle körpereigene Maßnahme zur Aufrechterhaltung (Kompensation) der Herzleistung über einen gewissen Zeitraum dar. Die Kompensation funktioniert in Ruhe oder bei leichter Belastung ausreichend gut, bei zunehmender Belastung jedoch nicht mehr. Der Grad des Herzversagens kann daher beim Menschen gut – bei der Katze weniger praktikabel – über die Belastbarkeit ermittelt werden.

Auch angesichts der bekannten negativen Wirkungen einer chronischen Aktivierung dieses Systems darf nicht vergessen werden, dass die primäre Noxe weiterhin besteht und auch deren Pathologie voranschreitet. Das ist einer der **Hauptunterschiede zur Genese der Herzinsuffizienz beim Menschen**: Beim Menschen wird das weitere Voranschreiten der ventrikulären Dysfunktion nach der einmaligen Noxe (Myokardinfarkt) nur noch von der anschließenden neurohumoralen Aktivierung unterhalten, während beim Tier die Grundkrankheit (DCM, MI) weiterhin besteht und aktiv ist. Ideal wäre daher

2 Pathophysiologie von Herzkrankheiten

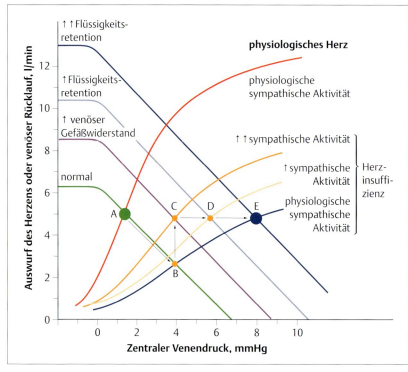

▶ **Abb. 2.1** Schnelle und langsame kompensatorische Veränderungen des zentralen Venendrucks durch die Aktivität des sympathischen Nervensystems bzw. der neurohumoral gesteuerten Flüssigkeitsretention. Punkt A entspricht der Grundsituation des Herzgesunden. Bei einer systolischen Dysfunktion fällt das HMV, gleichzeitig steigt der Venendruck (Punkt B). Dies führt reflektorisch zur Aktivierung des Sympathikus, wodurch das HMV wieder nahezu normalisiert wird (Punkt C). Der erhöhte Sympathikotonus bleibt jedoch nur einige Tage bestehen, dann beginnen die langsamen Kompensationsmechanismen. Mittels Flüssigkeitsretention steigt der Venendruck an, die Sympathikusaktivität normalisiert sich wieder (Strecke C zu E). Bei Punkt E wird schließlich das HMV aus Punkt A ohne erhöhte Sympathikuswirkung wieder erreicht. Die Kompensation geschieht nun vollständig über den erhöhten Venendruck (Quelle: Mohrmann DE, Heller LJ: Cardiovascular Physiology, 6. Ausg. 2006, Lange/McGrawHill; Abb. 11–3, S. 213).

eine Behandlung der primär-kausalen Ursache, wie es beispielsweise bei der Kardiomyopathie aufgrund von Taurinmangel möglich ist. Ideal wäre ebenfalls die unmittelbare Behandlung oder Beeinflussung der myxomatös-degenerativen Klappenveränderungen, was medikamentös aber nicht möglich ist.

2.2.3 Hypertrophie und Remodeling

Unter kardialem Remodeling versteht man eine Veränderung der Größe oder Form des Herzens. Zwei Faktoren verursachen im Wesentlichen diese Veränderungen: Erstens mechanische Belastungen durch Druck- oder Volumenüberlastung und zweitens die Wirkung der neurohumoralen Substanzen [14, 7].

Das Remodeling durch mechanische Belastungen geschieht dabei eher intrinsisch am Myokard durch lokale Faktoren, während die Wirkung neurohumoraler Faktoren als systemisch anzusehen ist. Die Veränderungen betreffen sowohl die Myozyten wie auch das kollagene interzelluläre Gerüst (extrazelluläre Matrix) des Herzens in vielfacher Weise. **Abb. 2.2** zeigt den grundlegenden Einfluss auf Funktion und Struktur des Myokards beim ischämischen Herzversagen des Menschen. Die gezeigten Veränderungen sind jedoch nur bedingt auf die primäre MI oder DCM des Hundes übertragbar.

Bei der primären konzentrischen **hypertrophen Kardiomyopathie der Katze** erfolgt die Zunahme der Myofibrillen nicht aufgrund eines Laststimulus, sondern es sind genetische Mutationen, die die Sarkomersynthese betreffen und ein Wachstum auslösen. Möglicherweise sind noch weitere Faktoren dafür verantwortlich. Bislang ließen sich jedoch keine humoralen Faktoren für diese Entwicklung identifizieren.

Die **Anpassung auf Volumenüberlastungen** (Shunts, Mitralendokardiose, DCM) erfordert eine Vergrößerung des Kammervolumens. Dies führt über eine Erhöhung der diastolischen Wandspannung zu einer

	Struktur		Funktion		
	Myozytenform	Kollagendichte	Steifheit	Kontraktilität	RAAS-Aktivierung
normal			normal	normal	–
Herzinsuffizienz	↓ Hypertrophie	↓ reaktive Fibrose	↑	normal	– kompensiert
	↓ Nekrose Hypertrophie	↓ reaktive & regenerative Fibrose	↑↑	↓	– kompensiert
	↓ Nekrose Apoptose Hypertrophie	↓ reaktive & regenerative Fibrose	↑↑↑	↓↓	+ dekompensiert

▶ **Abb. 2.2** Einfluss der neurohumoralen Aktivierung auf das kardiale Remodeling hinsichtlich Funktion und Aufbau des Myokards (bei ischämischem Herzversagen des Menschen) (Quelle: Weber KT: Extracellular matrix remodeling in heart failure. A role for De Novo Angiotensin II generation. Circulation 1997; 96: 4065–4082).

exzentrischen Hypertrophie, das Kammervolumen und das Organgewicht nehmen zu. Die Steuerung dieser Vorgänge ist komplex und umfasst hauptsächlich lokal wirksame, intrinsische Faktoren, beispielsweise von einem myokardialen Renin-Angiotensin-System. Bereits bei der frühzeitigen hämodynamischen Aktivierung dieses lokalen Systems kommt es auch zu erhöhten myokardialen Noradrenalinspiegeln, woraus die enge Beziehung dieser lokalen Systeme untereinander ersichtlich wird.

Darüber hinaus bestehen auch hämodynamische Unterschiede innerhalb der Gruppe der Herzkrankheiten mit Volumenüberlastung. Der exzentrisch-hypertrophierte Ventrikel bei der MI des Hundes ist wegen der Mitralregurgitation mit einer geringeren Nachlast konfrontiert, als es bei der DCM der Fall ist. Insofern sind Extrapolationen innerhalb dieser Gruppe von Krankheiten nur bedingt möglich. Bei einer wirksamen ursächlichen Therapie, beispielsweise Verschluss eines Ductus Botalli oder Behandlung einer Kardiomyopathie aufgrund von Taurinmangel, lässt sich beobachten, dass das Remodeling reversibel ist. Ab einem bestimmten Zeitpunkt sind die Veränderungen jedoch irreversibel.

2.2.4 Sonderfall diastolisches Versagen

Das Prinzip der neurohumoralen Aktivierung ist weitgehend auf die dilatative Kardiomyopathie des Hundes mit systolischem Versagen anwendbar. Bei der Mitralendokardiose und noch mehr bei der hypertrophen Kardiomyopathie der Katze besteht jedoch ein Rückwärtsversagen, ohne dass initial (oder jemals) die systolische Funktion vermindert ist. Trotz erhaltener systolischer Funktion auf der Ebene der Kardiomyozyten (erhaltene Kontraktilität) kann bei diesen beiden Herzkrankheiten das Herzminutenvolumen vermindert sein, da diastolische und systolische Funktion miteinander verbunden sind.

Im Falle der **Mitralendokardiose** vermindert sich das tatsächlich in die Aorta ausgeworfene Volumen durch eine starke Zunahme der Regurgitationsfraktion.

Die Regurgitationsfraktion kann bei fortgeschrittener Mitralendokardiose mehr als drei Viertel des gesamten Schlagvolumens ausmachen. Untersuchungen bei Patienten mit Mitralendokardiose haben zudem gezeigt, dass die Pumpleistung mit zunehmendem Schweregrad sinkt und bereits im asymptomatischen Stadium vermindert ist [6,11].

Bei der **hypertrophen Kardiomyopathie** wird das diastolische Versagen durch eine verminderte Relaxation, verminderte Compliance und ein verkleinertes Kammerlumen verursacht. Zusätzlich kann noch eine Mitralinsuffizienz vorliegen. Durch das verminderte enddiastolische Volumen sinkt auch die ausgeworfene Blutmenge. Auch ein erhöhter diastolischer Füllungsdruck reicht nicht mehr für ein adäquates diastolisches Volumen aus, der Frank-Starling-Mechanismus kann erst gar nicht genutzt werden.

Durch diese hämodynamischen Veränderungen sowie die renale Volumenexpansion kommt es zu einem erhöhten Pulmonalvenendruck mit der Folge eines Lungenödems.

Die systolische Funktion wird durch Hypoxie, Infarkte, erhöhten Blutdruck oder Erschöpfung des Frank-Starling-Mechanismus beeinträchtigt. Ein diastolisches Versagen führt daher auf mehreren Wegen auch zu einem systolischen Versagen.

Trotzdem steht bei diesen Krankheiten aus klinischer Sicht mit Abstand die kongestive Komponente (Ödeme oder Körperhöhlenergüsse) im Vordergrund und nicht eine verminderte Vorwärtsleistung.

2.2.5 Dekompensation

Die oben genannten Kompensationsmechanismen, v.a. die Wasser- und Natriumretention über das RAAS und Vasopressin, bleiben paradoxerweise trotz bereits kritisch hoher Füllungs- und Venendrücke weiterhin bestehen und werden dysfunktional. Die Ursache dieser Überregulation liegt vermutlich darin, dass unter allen Umständen eine arterielle Hypotension vermieden werden soll, auch auf Kosten einer Ödembildung. Aus klinischer Sicht ist dies bei mittelschwerer Herzinsuffizienz der Fall, bei leichter Herzinsuffizienz greifen die Kompensationsmechanismen dagegen noch ausreichend. Erschwerend kommt hinzu, dass ein vergrößerter Ventrikel eine größere Wandspannung aufbauen muss, um die gleiche Nachlast zu überwinden (Gesetz von LaPlace). Mit zunehmendem ventrikulärem Durchmesser steigt daher der Sauerstoffverbrauch und das Myokard wird mechanisch ineffizient („Wenn Starling geht, kommt Laplace"). Das ventrikuläre Remodeling mit exzentrischer Hypertrophie erreicht somit funktionelle Grenzen.

In diesem Stadium wird nun auch der AV-Klappenring gedehnt mit der Folge einer sekundären AV-Klappeninsuffizienz. Die Regurgitation fördert zusätzlich die Ödembildung und vermindert gleichzeitig das tatsächlich ausgeworfene Blutvolumen. Die Extravasation von Flüssigkeit wird durch einen sinkenden kolloidosmotischen Druck durch eine erniedrigte Albuminkonzentration im Plasma begünstigt. Wird die Kaskade aus nicht mehr steigerbarem Frank-Starling-Mechanismus, hohen venösen Drücken, sekundärer AV-Regurgitation und sinkendem Albuminspiegel in Gang gesetzt, besteht eine dekompensierte kongestive Herzinsuffizienz. Diese Form von Dekompensation gilt auch für das primäre systolische Myokardversagen des Hundes (DCM), woran erkennbar wird, wie wirksam die körpereigenen Kompensationsmechanismen zur Aufrechterhaltung des arteriellen Blutdrucks sind.

2.3 Therapeutische Ziele

Aus den dargestellten Zusammenhängen lassen sich einige grundsätzliche therapeutische Ziele und Anforderungen an Medikamente zur Behandlung der Symptome einer Herzinsuffizienz ableiten. Ideal wäre die **Behandlung der Ursache** mit einer Restitutio ad integrum, was bei den drei häufigsten erworbenen Herzkrankheiten der Kleintiere aber per definitionem nicht möglich ist.

2.3.1 Senkung der Vorlast

Die Senkung der zu hohen **venösen Drücke** (Vorlastsenkung) durch Volumenreduktion und Venodilatation ist bei Ödemen unbedingt notwendig. Diese Aufgabe übernehmen die **Diuretika** und **venösen Vasodilatatoren**.

Diuretika Diuretika steigern die RAAS-Aktivität, weshalb sie in Kombination mit ACE-Hemmern und Spironolacton angewendet werden sollten. Bei Patienten mit postrenalem Nierenversagen, Anurie oder Dehydratation sind sie kontraindiziert.

Furosemid Es handelt sich um ein Schleifendiuretikum, das die Ausscheidung von Wasser, Natrium, Kalium, Kalzium und weiteren Elektrolyten erhöht. Insbesondere die saluretische Wirkung ist stärker als bei allen anderen Diuretikaklassen und wichtig bei kardialen Ödemen. Die diuretische Wirkung beginnt praktisch sofort nach i.v. Gabe und etwa 1 h nach oraler Gabe. Darüber hinaus besitzt es eine beim Lungenödem wichtige extrarenale Wirkung direkt auf das pulmonale Gefäßbett. Die orale Verfügbarkeit liegt bei etwa 70 %. Nebenwirkungen sind prärenale Azotämie, Dehydratation und Elektrolytverluste, was nicht bedenklich ist, solange die Patienten Wasser und Futter aufnehmen.

Thiaziddiuretika (Hydrochlorothiazid) Diese Mittel werden in Kombination mit Furosemid zur sequenziellen Nephronblockade angewendet. Der Wirkort ist der distale Tubulus, die diuretische Wirkung ist schwächer als diejenige von Furosemid. Durch die Kombination beider Diuretika kann es verstärkt zu einer Hypokaliämie kommen.

Venöse Vasodilatatoren Sie werden in der gleichen Indikation wie Diuretika eingesetzt. Von den reinen Venodilatatoren wird in der Tiermedizin topisches Nitroglycerin in Form von Nitratspray- oder -pflaster zur Stabilisierung dekompensierter Patienten angewendet. Es wirkt über eine NO-Freisetzung an der glatten Gefäßmuskulatur. Die tatsächliche Wirkung lässt sich am Patienten schwer abschätzen, weshalb seine Anwendung umstritten ist. Nitrate bewirken eine reversible Toleranz. Das bedeutet, nach einem therapiefreien Intervall von 24 h sind sie wieder für eine Anwendung wirksam.

ACE-Hemmer sind gemischte Vasodilatatoren durch die RAAS-Blockade, d. h. sie haben eine gleichermaßen arteriell und venös dilatierende Wirkung.

Diät Das Flüssigkeitsvolumen wird auch durch die Salzaufnahme bestimmt. Natriumarme Diäten sind dabei hilfreich, eine Volumenüberlastung zu vermeiden. Mit zunehmendem Schweregrad der Krankheit sollte darauf geachtet werden. Bei Patienten im ISACHC-Stadium Ib oder CHIEF B ist zumindest eine hohe Salzaufnahme zu vermeiden. In höhergradigen Stadien ist eine Seniordiät oder Herzdiät hilfreich. Ein zu niedriger Natriumgehalt kann jedoch zu einer Aktivierung des RAAS führen. Ein Natriumgehalt von 40–70 mg Na/100 kcal wird als angemessen angesehen.

2.3.2 Blockade der neurohumoralen Aktivierung

Die Blockade der neurohumoralen Aktivierung (ACE-Hemmer, β-Blockade, Spironolacton) führt zu einer Vor- und Nachlastsenkung. Weiterhin werden die negativen Einflüsse der neurohumoralen Faktoren auf Herz, Gefäße und Niere blockiert.

ACE-Hemmer Die Wirkung entsteht durch die Hemmung der Angiotensin-II-Bildung. Damit werden alle unerwünschten Folgewirkungen von Angiotensin II unterbunden (s.o.). Für eine optimale Wirkung müssen sich die Patienten im Stadium des Herzversagens mit einem aktivierten RAAS befinden. Mit der Zeit kann die Hemmung umgangen werden und der Aldosteronspiegel wieder ansteigen (Escape-Mechanismus durch Chymasen). ACE-Hemmer sind weitverbreitete Kardiotherapeutika und gelten als sicher. Mögliche Nebenwirkungen sind erhöhte Nierenwerte durch eine Verminderung der GFR, weshalb bei jedem Patienten die Nierenfunktion überwacht werden sollte. In Kombination mit Diuretika kann eine Hypotension auftreten; in Kombination mit dem kaliumsparenden Spironolacton kann eine Hyperkaliämie vorkommen. Ziel ist eine möglichst vollständige Hemmung von Angiotensin II über 24 h, was meist mit einer einmaligen Gabe erreicht wird.

Spironolacton Es handelt sich um ein schwaches Diuretikum, das v.a. wegen seiner kompetitiven Hemmung von Aldosteron angewendet wird. Zusammen mit ACE-Hemmern wird eine sequenzielle RAAS-Blockade bewirkt. Am distalen Nierentubulus besitzt Spironolacton kaliumretinierende Wirkung. Daraus ergibt sich eine relative Kontraindikation für Patienten mit Hyperkaliämie und eine Indikation bei Tieren, die mit Furosemid eine Hypokaliämie entwickeln. Spironolacton wird zusammen mit ACE-Hemmern und Diuretika im Stadium der Herzinsuffizienz eingesetzt. Es blockiert die nachteiligen Effekte einer erhöhten Aldosteron-Aktivität, also die Natrium- und Volumenretention sowie die ausgeprägte fibroseinduzierende Wirkung. Spironolacton hat in einer Studie bei Maine-Coone Katzen zu einer reversiblen Dermatitis im Kopfbereich geführt.

β-Blocker β-Blocker werden aus mehreren Gründen bei Herzpatienten angewandt: Einerseits wegen ihrer antiarrhythmischen und frequenzsenkenden Wirkung, andererseits zur chronischen Blockade der erhöhten Sympathikusaktivität, die eine zytotoxische Wirkung auf die Kardiomyozyten ausübt. Man unterscheidet selektive und nicht selektive β-Blocker, je nachdem, ob nur β1- oder β1- und β2-Rezeptoren blockiert werden. Propranolol und Carvedilol sind nicht selektive β-Blocker, Metoprolol und Atenolol sind selektive β1-Blocker. Carvedilol besitzt zudem eine selektive α1-blockierende und eine antioxidative Wirkung.

β-Blocker sind potente Medikamente und wirken ausgesprochen kardiodepressiv. Sie dürfen nicht bei dekompensierten Patienten angewandt werden, außer zur Behandlung einer Tachyarrhythmie. Bradykarde Rhythmusstörungen oder Blockierungen stellen ebenfalls eine Kontraindikation dar. Propranolol kann Bronchialspasmen hervorrufen, was v. a. bei der Katze eine relevante Nebenwirkung sein kann. Als Antiarrhythmikum ist deshalb das β1-selektive Atenolol vorzuziehen.

Carvedilol hat sich beim Menschen im systolischen Herzversagen als wirksam erwiesen. Die Wirkung umfasst verringerte Mortalität, Morbidität und eine Verbesserung der systolischen Funktion nach einigen Monaten. Carvedilol muss dazu langsam hochtitriert werden. Die Wirkung erklärt man sich über die Blockade des chronisch aktivierten sympathischen Nervensystems. Der genaue Wirkmechanismus wird noch nicht verstanden, zumal Carvedilol nicht die Down-Regulation der β-Rezeptoren verhindert.

Die orale Bioverfügbarkeit beim Hund wies in einer Studie erhebliche individuelle Unterschiede auf. Durch langsame Titrierung muss individuell die höchstmögliche Dosis gefunden werden. Carvedilol wird stark verstoffwechselt, sodass die Plasmakonzentration vermutlich kein gutes Korrelat für die Wirksamkeit ist. Auch beim Menschen sind die Plasmakonzentrationen recht variabel, dennoch stellt man eine konstante Wirkung fest (Prof. Dr. Gisbert Sponer, persönliche Mitteilung).

2.3.3 Erhöhung der Kontraktilität

Eine Erhöhung der Kontraktilität senkt das endsystolische Volumen und wirkt sich damit bei Herzkrankheiten mit Volumenüberlastung auch auf das diastolische Versagen günstig aus. Es ist eine Maßnahme, deren Effektivität erst in Kombination mit einer Nachlastsenkung richtig zum Tragen kommt.

Pimobendan Das Mittel ist ein sog. Inodilator, da es sowohl positiv inotrop als auch vasodilatatorisch wirkt. Der Nettoeffekt ist ein gleichbleibender Blutdruck. Ungleich anderen Phosphodiesterase-III-Hemmern erhöht es die Kalziumaffinität von Troponin C und vermittelt darüber einen cAMP-unabhängigen Effekt auf die Kontraktilität. Diese Wirkungen werden auch am kranken Myokard mit einem vergleichsweise nur gering erhöhten Sauerstoffverbrauch umgesetzt. Pimobendan besitzt auch sekundäre und tertiäre Wirkungen wie Verbesserung der Relaxation (positiv lusitrop), Verminderung proinflammatorischer Zytokine und Inhibition von Thromboxan (Thrombozytenaggregationshemmung).

Vor allem bei Herzgesunden kann es zu einer erhöhten Herzfrequenz kommen. Pimobendan ist kontraindiziert bei allen Formen von Stenosen.

Digoxin Der Wirkstoff aus der Gruppe der Digitalisglykoside wirkt hauptsächlich durch eine Erhöhung der intrazellulären Kalziumkonzentration in den Kardiomyozyten. Diese Wirkung wird durch eine Hemmung der Na-K-Pumpe erreicht, woraufhin ein ausgleichender Na-Ca-Austausch erfolgt. Die positiv inotrope Wirkung ist geringer als die von Pimobendan, zudem prädisponiert die erhöhte intrazelluläre Kalziumkonzentration für alle Arten von (ventrikulären) Arrhythmien. Digoxin besitzt weitere positive Wirkungen bei einer Herzinsuffizienz. Dazu zählen eine leichte diuretische Wirkung, Sensibilisierung der Barorezeptoren, negative Chronotropie, Bathmotropie und antiarrhythmische Eigenschaften bei atrialen Tachykardien. Das Mittel hat eine enge therapeutische Breite mit erheblichem Potenzial für toxische Wirkungen. Zahlreiche Medikamente sowie eine verminderte Nierenfunktion führen zum Anstieg des Serumspiegels. Bereits bei Serumspiegeln im hohen Referenzbereich wird über mehr Komplikationen berichtet als im niedrigen Bereich. Die Bestimmung des Wirkspiegels ist daher v. a. bei multimorbiden oder schwer herzkranken Patienten sinnvoll. Der Serumspiegel sollte sich (6–8 h nach Tablettengabe) im unteren Bereich bei etwa 0,8–1,2 ng/ml bewegen.

2.3.4 Senkung des arteriellen Blutdrucks

Eine Senkung des arteriellen Blutdrucks (Nachlastsenkung durch Vasodilatation) führt zu einem geringeren endsystolischen Volumen mit einer erhöhten Ejektionsfraktion, was insbesondere bei einem Myokardversagen und bei einer MI wichtig ist. Durch die verbesserte Auswurfleistung steigt der Blutdruck dann sogar wieder an, gleichzeitig besteht eine bessere periphere Perfusion durch die Vasodilatation.

Amlodipin Hierbei handelt es sich um einen hauptsächlich peripher wirksamen Kalziumantagonisten mit arteriell vasodilatierender Wirkung. Bei der Katze wird es zur Behandlung der renalen Hypertonie angewandt. Bei Hunden mit Mitralendokardiose bewirkt es eine Verminderung der Mitralregurgitation durch Nachlastsenkung. In Kombination mit anderen Vasodilatatoren und Diuretika kann es zur Hypotension und Azotämie kommen. Da Amlodipin nur eine geringe kardiodepressive Wirkung besitzt, ist es sicher in der Anwendung bei Herzpatienten. Bei einigen Hunden wurde als Nebenwirkung eine reversible Gingivahyperplasie beobachtet.

2.3.5 Verbesserung der diastolischen Funktion

Bei der hypertrophen Kardiomyopathie der Katze ist eine Verbesserung der diastolischen Funktion ein therapeutisches Ziel. Dazu werden Atenolol und Diltiazem angewandt.

Diltiazem Das Medikament ist ein Vertreter aus der Gruppe der Kalziumkanalblocker mit vornehmlich kardialer Wirkung. Es wirkt als Antiarrhythmikum bei atrialen Tachykardien. Weiterhin besitzt es positiv lusitrope und negativ chronotrope Eigenschaften mit der Folge einer verbesserten diastolischen Füllung. Bei einigen, jedoch nicht bei allen Katzen kommt es zu einer Verminderung der myokardialen Wanddicke unter Diltiazemtherapie.

Wegen der kurzen Halbwertszeit muss es 3×tgl. gegeben werden, was häufig limitierend wirkt. Es existiert auch eine Formulierung mit verzögerter Freisetzung, die besser geeignet scheint und nur 2×tgl. gegeben werden muss. Nebenwirkungen sind Bradykardie, Hypotension und gastrointestinale Symptome.

2.3.6 Kriterien für den Behandlungserfolg

Der klinische Erfolg einer Therapie oder eines Medikaments muss sich unter diesen Umständen im Wesentlichen an zwei Kriterien messen lassen: Erstens sollte die Therapie das **Befinden des Patienten** verbessern, indem es die Symptome oder klinischen Beschwerden der Herzinsuffizienz beseitigt oder zumindest verbessert. Zweitens sollte der Zeitpunkt bis zu einer (erneuten) Dekompensation und/oder die **Überlebenszeit** verlängert werden.

Für Tierbesitzer spielen Medikamente, die die Lebensqualität verbessern, eine größere Rolle als solche, die ausschließlich die Überlebenszeit verlängern, da eine schlechte Lebensqualität meist zur Euthanasie führt. Aus diesen Gründen wäre beispielsweise Digoxin (Verbesserung der Lebensqualität ohne Lebensverlängerung beim Menschen) für die Tiermedizin geeigneter als Carvedilol (Lebensverlängerung, aber schwierige Dosisfindung und nicht unbedingt bessere Lebensqualität).

2.3.7 Offene Fragen

Wann genau bei welchen Krankheiten welche der kompensatorischen Mechanismen in Gang gesetzt werden, unterliegt in der Tiermedizin der Diskussion. Selbst wenn Kompensationszeichen beispielsweise echokardiografisch, radiologisch oder neurohumoral nachweisbar sind, herrscht noch weitgehend Unklarheit darüber, wann der richtige **Zeitpunkt** für welches Therapeutikum gekommen ist.

Es herrscht jedoch Einigkeit darüber, dass eine Therapie mit **Furosemid, ACE-Hemmern und Pimobendan** – und nach neueren Erkenntnissen auch **Spironolacton** – bei einem Hund im symptomatischen Stadium einer MI oder DCM indiziert ist. Dies kann als kleinster gemeinsamer Nenner angesehen werden. Davon ausgehend behandeln einige Kardiologen bereits vorher mit bestimmten Medikamenten und/oder kombinieren bei dekompensierten Patienten mit **weiteren Medikamenten**. Zu diesen Medikamenten zählen Digoxin, Thiaziddiuretika, β-Blocker, Amlodipin und Hydralazin. Bei der Katze werden neben Furosemid mit ACE-Hemmern entweder Atenolol oder Diltiazem eingesetzt.

Die Betreuung von herzinsuffizienten Patienten bleibt eine Angelegenheit, die eine individuell für jeden Patienten angepasste Therapie erfordert. Das Auftreten von Arrhythmien, eine Verschlechterung der Nierenfunktion, die Unverträglichkeit von Medikamenten, die Limitierung in der Zahl der maximal verabreichbaren Tabletten sowie die finanzielle Situation der Besitzer sind nur einige von vielen Gründen, die **individuelle Therapieentscheidungen** erfordern. Grundlage für diese Entscheidungen sind Kenntnisse über den Schweregrad der Herzkrankheit und deren Pathophysiologie, über die mögliche Progredienz oder Komplikationen und über Medikamentenwirkungen, um daraus letztlich eine Art Rangfolge für deren Notwendigkeit zu erstellen.

2.4
Prophylaxe durch zuchthygienische Maßnahmen

Für die erworbenen Herzkrankheiten von Hund und Katze gelten genetische Ursachen als nachgewiesen. Beim CKCS konnte beispielsweise gezeigt werden, dass sich der Schweregrad der Krankheit der Elterntiere unmittelbar auf Häufigkeit und Schweregrad der Nachkommen auswirkt [12]. Anlageträger können durch echokardiografische oder elektrokardiografische Untersuchungen über den Phänotyp bereits vor dem Auftreten klinischer Symptome erkannt werden. In der Regel beschränken sich solche Untersuchungen jedoch auf Einzeltiere. Umfassende Screening-Untersuchungen in Kombination mit Pedigreeanalysen mit dem Ziel einer Risikoabschätzung für den Zuchteinsatz stellen leider die Ausnahme dar.

Literatur

[1] **Brilla CG, Pick R, Tan LB et al.:** Remodeling of the rat right and left ventricles in experimental hypertension. Circ Res 1990; 67: 1355–1364

[2] **Atkins CE, Rausch WP, Gardner SY, et al.:** The effect of amlodipine and the combination of amlodipine and enalapril on the renin-angiotensin-aldosterone system in the dog. J Vet Pharmacol Ther 2007;30(5):394–400

[3] **Staessen J, Lijnen P, Fagard R et al.:** Rise in plasma concentration of aldosterone during long-term angiotensin II suppression. J Endocrinol 1981; 91: 457–465

[4] **Weber KT:** Extracellular matrix remodeling in heart failure. A role for De Novo Angiotensin II generation. Circulation 1997; 96: 4065–4082

[5] **Falk T, Jönsson L, Olsen LH, et al.:** Arteriosclerotic changes in the myocardium, lung, and kidney in dogs with chronic congestive heart failure and myxomatous mitral valve disease. Cardiovasc Pathol 2006;15(4):185–93

[6] **Kittleson MD:** Myxomatous atrioventricular valvular degeneration. In: Kittleson MD, Kienle RD, eds. Small Animal Cardiovascular Medicine. St. Louis: Mosby; 1998

[7] **Dillon AR:** Mitral valve disease: Experimental studies of early cardiac remodeling. Proceedings of the ICVS Stockholm; 2008: 16–19

[8] **Communal C, Singh K, Pimentel DR et al.:** Norepinephrine stimulates apoptosis in adult rat ventricular myocytes by activation of the β-adrenergic pathway. Circulation 1998; 98: 1329–1334

[9] **Rastogi S, Mishra S, Zacà V et al.:** Effect of long-term monotherapy with the aldosterone receptor blocker eplerenone on cytoskeletal proteins and matrix metalloproteinases in dogs with heart failure. Cardiovasc Drugs Ther 2007; 21: 415–422

[10] **Haggstrom J, Hansson K, Karlberg BE et al.:** Effects of long-term treatment with enalapril or hydralazine on the renin-angiotensin-aldosterone system and fluid balance in dogs with naturally acquired mitral valve degeneration. Am J Vet Res 1996; 57: 1645

[11] **Lord P, Eriksson A, Häggström J et al.:** Increased pulmonary transit times in asymptomatic dogs with mitral regurgitation. J Vet Int Med 2003; 17: 824–829

[12] **Swenson L, Häggström J, Kvart C et al.:** Relationship between parental cardiac status in Cavalier King Charles spaniels and prevalence and severity of chronic valvular disease in offspring. J Am Vet Med Assoc 1996;208(12):2009–2012

[13] **Lilly LS:** Pathophysiology of Heart Disease. 4th ed. Philadelphia: Lippincott Williams & Wilkins; 2007

[14] **Kitabtake A, Sasayama S, Francis GS:** Heart Failure – Frontiers in Cardiology. Tokyo: Springer; 2000

[15] **Fox PR, Liu SK:** Pathology of Cardiovascular Disease. Proceedings of the ACVIM Congress 2001, Denver

[16] **Kittleson MD:** Pathophysiology of Heart Failure. In: Kittleson MD, Kienle RD, eds. Small Animal Cardiovascular Medicine. St. Louis: Mosby; 1998

[17] **Strickland KN:** Pathophysiology and therapy of heart failure. In: Tilley LP, Smith FW, Oyama MA et al., eds. Manual of canine and feline cardiology. 4th ed. Philadelphia: Saunders; 2008

[18] **Abbott JA:** Beta-Blockade in the management of systolic dysfunction. Vet Clin Small Anim 2004; 34: 1157–1170

[19] **Fuentes FL:** Use of Pimobendan in the management of heart failure. Vet Clin Small Anim 2004; 34: 1145–1155

[20] **Plumb DC:** Plumb's Veterinary Drug Handbook. 5th ed; Ames, Iowa: Wiley-Blackwell; 2005

[21] **Frey HH, Löscher W:** Lehrbuch der Pharmakologie und Toxikologie für die Veterinärmedizin. 3. Ausgabe; Stuttgart, Enke; 2009

3 Einteilung von Herzkrankheiten in Schweregrade

Die Einteilung von Krankheiten in Stadien ist eine in vielen Disziplinen übliche Methode, um Therapie und Prognose besser anzupassen bzw. vorhersagen zu können. Die Indikationen und Leitlinien vieler Therapieformen sowie die Zulassung von Medikamenten beruhen auf Klassifikationssystemen [1–3]. Als Beispiele sind zu nennen das IRIS-Staging bei Nierenkrankheiten oder das TNM-System für Tumorkrankheiten oder eben die ursprüngliche NYHA-Klassifikation [5] für Herzkrankheiten, die bereits 1928 vorgestellt und seither überarbeitet wurde. Naturgemäß verläuft die Entwicklung vieler Krankheiten kontinuierlich, weshalb die Einteilung in mehrere Klassen nicht unbedingt den tatsächlichen Zustand des Patienten abbildet, aber als Annäherung durchaus tauglich ist. Ein größerer Nachteil der NYHA-Klassifikation bei Herzkrankheiten gegenüber dem IRIS- oder TNM-Staging bei Nieren- bzw. Tumorkrankheiten ist die Tatsache, dass das Ausmaß von Leistungsschwäche und respiratorischen Beschwerden zugrunde gelegt wird, was nicht unbedingt spezifisch für eine Herzkrankheit ist. IRIS und TNM verwenden dagegen objektivere und spezifischere Parameter wie beispielsweise den Kreatininwert bzw. das Vorhandensein von Metastasen und lassen das Befinden oder die Leistungsfähigkeit des Patienten praktisch unbeachtet.

Einen Schritt weiter geht deshalb die humanmedizinische Forrester-Klassifikation für Herzkrankheiten [4], die nach hämodynamischen Kriterien (Füllungsdrücke, Auswurfleistung) einteilt, welche allerdings invasiv per Katheter gewonnen werden. Das Schema der American Heart Association [5] berücksichtigt neben den Symptomen einer Herzinsuffizienz auch Risiko, Entstehung und Progredienz der Krankheit.

Dieser Schwachstelle des auf den Kleintierpatienten angewandten NYHA-Systems sollte durch die modifizierte NYHA-Klassifikation (**Tab. 3.1**) begegnet werden, die nun objektivere Parameter, wie etwa den Grad der Lungenkongestion, in das Schema aufnimmt. Es folgten weitere, rein tiermedizinische Klassifikationen wie das ISACHC- (**Tab. 3.2**) und das CHIEF-System (**Tab. 3.3**) [6].

▶ **Tab. 3.1** NYHA-Klassifikation/modifizierte NYHA (NYHA = New York Heart Association).

Stadium	
I	Herzerkrankung (z. B. Herzgeräusch) ohne klinische Symptome oder Herzvergrößerung
II	Herzvergrößerung ohne Lungenödem oder Kongestion; Symptome bei schwerer Belastung möglich
III	Gering- bis mittelgradige Symptomatik, beginnende Stauungszeichen (vergrößerte Pulmonalvenen, interstitielles Ödem)
IV	Hochgradige Symptomatik, auch in Ruhe, Lungenödem oder andere hochgradige Stauungszeichen (Aszites/Thoraxerguss)

3 Einteilung von Herzkrankheiten in Schweregrade

▶ **Tab. 3.2** ISACHC-Klassifikation (ISACHC = International Small Animal Cardiac Health Council).

Stadium		
I		Asymptomatischer Patient: Herzerkrankung detektierbar, aber keine klinischen Anzeichen
Ia		Ohne Kompensationsanzeichen*
Ib		Mit Kompensationszeichen*
II		Milde bis moderate Herzinsuffizienz: klinische Zeichen einer Herzinsuffizienz in Ruhe oder bei milder Belastung, die die Lebensqualität negativ beeinflussen.
III		Fortgeschrittene Herzinsuffizienz: klinische Anzeichen der Herzinsuffizienz sind unmittelbar auffällig
IIIa		Häusliche Pflege möglich
IIIb		Stationäre Aufnahme notwendig

* radiologische oder echokardiografische Dokumentation einer durch Druck- oder Volumenbelastung bedingten Ventrikelhypertrophie

▶ **Tab. 3.3** CHIEF-Klassifikation (CHIEF = Canine-Heart-Failure International Expert Forum).

Stadium		
A		**Risiko einer Herzerkrankung** • keine strukturelle Herzerkrankung dokumentiert • genetische Prädisposition • gleichzeitige systemische Erkrankung mit kardiovaskulärer Auswirkung
B		**Herzerkrankung dokumentiert** • keine Anzeichen einer Herzinsuffizienz • Kardiomegalie kann bereits vorliegen
C		**Vorangegangene oder aktuelle klinische Symptome einer objektiv dokumentierten Herzinsuffizienz** • C1 – (vorangegangen): keine klinischen Symptome (stabile Herzinsuffizienz) • C2 – (aktuell): geringe bis mittelgradige Herzinsuffizienz • C3 – (aktuell): hochgradige, lebensbedrohliche Herzinsuffizienz, +/– Zeichen geringen Auswurfs
D		**Therapieresistente Herzinsuffizienz** • spricht nicht auf maximale/optimale Medikation an • flankierende Maßnahmen sind nötig, um das Tier am Leben zu erhalten

Tab. 3.4 zeigt eine vergleichende Übersicht der drei Klassifikationssysteme.

Alle oben angeführten Klassifikationen lassen die Ursache der Herzkrankheit und den Grad der möglichen Progredienz außer Acht, lediglich beim CHIEF Grad A wird das Risiko, eine Herzkrankheit überhaupt zu entwickeln, mit aufgenommen. Damit empfiehlt sich für den Patienten eine zukünftige Beobachtung oder besondere Diagnostik. Ein weiteres Kennzeichen von CHIEF ist die Berücksichtigung der Medikation. Wird ein Patient durch die Therapie stabilisiert und dadurch asymptomatisch, so erfolgt eine Einteilung in Stadium C1 und nicht mehr in B.

Die tatsächliche individuelle Evaluierung eines Patienten kann durch die Vorgaben einer Herzinsuffizienzklassifikation nur ansatzweise stattfinden. Die Klassifikationen werden in wissenschaftlichen Publikationen als Grundlage für eine Einteilung und als Kommunikationsbasis verwendet. Im klinischen Alltag kommt es gerade bei älteren Patienten häufig zu einer Überlagerung der Beschwerden aufgrund von Multimorbidität.

▶ Tab. 3.4 Vergleichende Übersicht der 3 Klassifikationssysteme.

Röntgen- oder Echobefunde	klinische Symptome	Zustand	CHIEF	ISACHC	mod. NYHA
keine Herzkrankheit, aber Risikogruppe	keine	kompensiert	A	–	–
Herzkrankheit ohne Kompensationszeichen (keine Kardiomegalie oder vergrößerte Atrien)	keine		B	I	Ia	I
Herzkrankheit mit Kompensationszeichen (Kardiomegalie oder vergrößerte Atrien, kein Ödem)	(praktisch) keine		B		Ib	II
kein Ödem mit Therapie	keine mit Therapie	stabilisiert	C1	–	–
gestaute Pulmonalvenen; interstitielles Lungenödem	Tachypnoe	dekompensiert	C2	II		III
alveoläres Lungenödem	hochgradige Dyspnoe		C3	III	IIIa	IV
Lungenödem, Aszites	Zyanose, Arrhythmien		D		IIIb	–

Literatur

[1] **Leitlinien zur Therapie der chronischen Herzinsuffizienz:** Z Kardiol 2005; 94: 488–509

[2] **Remme WJ, Swedberg K:** Guidelines for the diagnosis and treatment of chronic heart failure. Eur Heart J 2001; 22: 1527–1560

[3] **Hunt SA:** ACC/AHA 2005 guideline update for the diagnosis and management of chronic heart failure in the adult: a report of the American College of Cardiology/American Heart Association Task Force on Practice Guidelines (Writing Committee to Update the 2001 Guidelines for the Evaluation and Management of Heart Failure). J Am Coll Cardiol 2005; 46: e1–e82

[4] **Forrester JS, Waters DD:** Hospital treatment of congestive heart failure. Management according to hemodynamic profile. Am J Med 1978; 65: 173–180

[5] **The Criteria Committee of the New York Heart Association:** Nomenclature and Criteria for Diagnosis of Diseases of the Heart and Great Vessels. 9th ed. Boston, Mass: Little, Brown & Co; 1994: 253–256

[6] **Tobias R, Skrodzki M, Schneider M:** Kleintierkardiologie kompakt. Hannover: Schlütersche; 2008

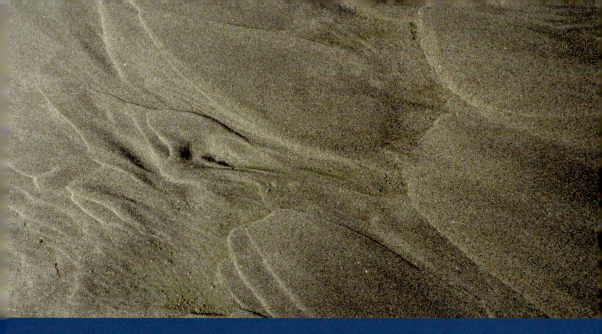

Spezieller Teil

4	Einleitung	18
5	Mitralendokardiose beim Hund	19
5.1	Disposition	19
5.2	Prognose	20
5.3	Anamnese	20
5.4	Klinische Untersuchung	21
5.5	Therapie	28
6	Dilatative Kardiomyopathie des Hundes	42
6.1	Disposition	42
6.2	Prognose	43
6.3	Anamnese	43
6.4	Klinisches Bild	43
6.5	Klinische Untersuchung	44
6.6	Therapie	49
7	Kardiomyopathien der Katze	58
7.1	Disposition	58
7.2	Klinisches Bild	58
7.3	Klinische Untersuchung	58
7.4	Therapie	65
8	Notfalltherapie	76
8.1	Therapie des kongestiven Notfalls	76

4 Einleitung

Das klinische Bild und die Befunde der weiterführenden Untersuchungen wurden bereits ausführlich in zahlreichen anderen deutschsprachigen Atlanten, Büchern oder Buchbeiträgen übersichtlich dargestellt [4–12]. Ziel dieser vorliegenden Zusammenstellung ist es, v. a. diejenigen Befunde herauszustellen, die neben einer Diagnose auch eine Zuordnung zu einem Schweregrad erlauben und damit in die therapeutische Entscheidung einfließen. Dabei wurde soweit möglich versucht, ganz im Sinne einer evidenzbasierten Medizin, die Empfehlungen durch wissenschaftliche Studien zu belegen. Einschränkend muss erwähnt werden, dass beispielsweise Literatur aus dem amerikanischen Raum aufgrund möglicher Unterschiede in der Populationsgenetik nicht immer vorbehaltlos auf die europäische Population übertragen werden kann. Das gilt teilweise auch für die europäischen Länder untereinander.

Solche Zusammenstellungen können darüber hinaus nur eine Leitlinie für das grundsätzlich inhomogene und individuelle Feld von Krankheiten und Patienten sein. Medizin zu praktizieren bedeutet, jeden einzelnen Patienten individuell zu evaluieren. Insbesondere die Kombination von Herz- und Nierenversagen stellt eine therapeutische Herausforderung dar.

Medizin zu praktizieren bedeutet auch, die Ergebnisse von Untersuchungen hinsichtlich ihrer Plausibilität zu hinterfragen und eine Therapie auf ihre individuelle Effektivität hin zu überwachen und ggf. anzupassen. Die Einteilung in Kategorien und Schweregrade sowie statistische Daten dienen als eine Art Maßstab, an welchem der Arzt seinen Patienten messen und vergleichen kann.

Für alle Behandlungen mit Herzmedikamenten empfehlen sich vor und nach dem Behandlungsbeginn **Laboruntersuchungen**. Nierenwerte, Elektrolyte und ein Blutbild stellen dabei die minimalen Anforderungen dar, um Veränderungen durch die Wirkung von Diuretika und Vasodilatatoren zu erkennen. Bei Kombinationen dieser Medikamente kann es zu einem Anstieg der Nierenwerte kommen [65]. In diesem Zusammenhang ist auch eine Blutdruckmessung notwendig, um eine Hypotension zu erkennen.

Bei einem Großteil der Patienten sind jedoch keine oder lediglich geringgradige und klinisch nicht relevante Laborveränderungen zu erwarten. Diese treten allerdings mit zunehmendem Schweregrad der Herzkrankheit häufiger auf. Bei Herzpatienten im Endstadium findet sich häufig eine erniedrigte Natriumkonzentration, vermutlich ein Verdünnungseffekt durch überproportionale Wasserretention. Bei erfolgreicher Therapie kommt es wieder zu einem Anstieg. Diuretika wie Furosemid können zu einer Hypokaliämie führen, insbesondere, wenn Patienten kein Futter aufnehmen. Kaliumsparende Diuretika wie Spironolacton können dagegen einen Anstieg des Kaliumwertes bewirken. Die Kombination beider Diuretika hat eine ausgleichende Wirkung. Bei hoher Diuretikadosis ist mit einer prärenalen Azotämie zu rechnen. Eine Erhöhung des Harnstoffwertes um das 2- bis 3-Fache ist möglich und kann toleriert werden. Niedrige Kreatininwerte sind nicht zwingend ein positives Zeichen, da sie ein Hinweis auf schlechte Futteraufnahme und kardiale Kachexie sein können. Bei erfolgreicher Behandlung kann der Kreatininwert daher ansteigen [21]. In der QUEST-Studie war möglicherweise aus diesen Gründen ein höherer Kreatininwert mit einer besseren Prognose korreliert [22].

5 Mitralendokardiose beim Hund

Die Krankheit (Synonyme: AV-Klappenendokardiose, chronische degenerative myxomatöse Klappenkrankheit, myxomatous valvular disease = MVD) zeigt sich als eine primäre, degenerative Veränderung der Mitralklappensegel oder beider AV-Klappen, selten der Trikuspidalsegel allein, durch Umbauprozesse im Bindegewebe der Herzklappen und der Sehnenfäden. Die Folge ist eine morphologische Veränderung v. a. der Klappenränder, die durch Verdickung und knotige Zubildungen gekennzeichnet ist (**Abb. 5.1**). Außerdem kommt es zu einer fortschreitenden Insuffizienz der Herzklappe. Es ließ sich ätiologisch kein Zusamenhang mit Entzündungen oder septischen Klappenveränderungen nachweisen, und es gibt auch keine Hinweise darauf, dass Patienten mit einer Endokardiose einem höheren Endokarditisrisiko ausgesetzt sind [25]. Endokarditis stellt eine wichtige, aber seltene Differenzialdiagnose dar. Die Veränderungen sind echokardiografisch nicht sicher voneinander zu unterscheiden (**Abb. 5.2**), jedoch gibt es meist klinische Hinweise für die jeweilige Erkrankung.

5.1 Disposition

Bei der MI handelt es sich um die **häufigste Herzkrankheit** in der tierärztlichen Kleintierpraxis. Die Ätiologie ist nicht bekannt, von einer genetischen Ursache wird ausgegangen. Der Erbgang folgt keiner einfachen Regel, sondern ist vermutlich polygenetisch [23, 24].

Betroffen sind v. a. kleine Hunde <15 kg in fortgeschrittenem Alter, wobei männliche Tiere 1,5- bis 2-fach häufiger betroffen sind als weibliche.

Bei einer Untersuchung von 942 Hunden 6 verschiedener Rassen (Yorkshire Terrier, Bichon, Malteser, Dachshund, Pudel, Lhasa Apso and Shi Tzu) betrug die Prävalenz eines Mitralgeräusches 14%, männliche Tiere waren etwa doppelt so häufig betroffen wie weibliche. Über 80% der Hunde befanden sich im ISACHC-Stadium I [28].

Seltener findet sich die Krankheit auch bei größeren Hunden. Vor allem bei Rassen, bei denen auch eine dilatative Kardiomyopathie auftritt, kann es infolge einer Mitralendokardiose häufiger oder früher zu Vorhofflimmern und Myokardversagen kommen. Bei diesen Patienten ist das Herzgeräusch oft leiser und sie zeigen weniger deutliche morphologische Klappenveränderungen im Ultraschall [25, 26, 35]. Die weiteren Ausführungen beziehen sich daher auf die Mitralendokardiose der kleinen Hunderassen.

Eine Sonderstellung nimmt der Cavalier King Charles Spaniel (CKCS) ein, weil das Alter der Erstdiagnose deutlich niedriger liegt als bei den anderen kleinen Hunderassen. Je nach Literatur besteht bereits im Alter von 5–6 Jahren bei 50% aller CKCS ein Herzgeräusch, bei anderen Rassen ist dies erst mit etwa 9 Jahren der Fall [27, 28]. Die Zeitdauer von der Diagnosestellung im asymptomatischen Stadium bis zur Dekompensation beträgt beim CKCS etwas mehr als

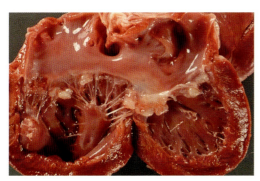

▶ **Abb. 5.1** Endokardiose eines Hundes mit knotiger Verdickung der Mitralklappen (Zusatzbefunde: Vorhof- und Ventrikeldilatation (Quelle: Prof. Dr. A. Gruber, FU Berlin).

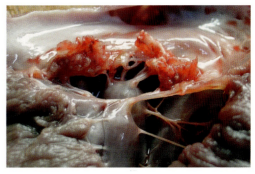

▶ **Abb. 5.2** Bakterielle Endokarditis bei einem Hund. Die vegetativen Veränderungen betreffen das gesamte Klappensegel, am Klappenrand sind Defekte erkennbar.

3 Jahre [41]. Bei anderen Rassen je nach Schweregrad der Krankheit bei Erstdiagnose durchschnittlich von 2,5 bis > 6 Jahre [48, 42]. Die anschließende Zeit von Beginn der Herzinsuffizienz bis zum Tod beträgt je nach Literatur median etwa zwischen 6 und 10 Monaten [15, 22].

5.2
Prognose

Für eine Gruppe von 558 Hunden verschiedener Rassen mit Mitralendokardiose unterschiedlicher Schweregrade wurde die mediane Überlebenszeit mit 19,5 Monaten angegeben (ISACHC-Stadium II: 28 Monate, ISACHC-Stadium III: 9 Monate). Mehr als 50% der Hunde im ISACHC-Stadium I lebten am Ende der 3-jährigen Studiendauer noch [30]. Der klinische Verlauf der Krankheit endet meist mit einem therapierefraktären Lungenödem, seltener führen akute Ereignisse wie ausgedehnte Sehnenfaserabrisse oder eine atriale Wandruptur zum Tod.

Für folgende klinische Parameter wurde bei der Mitralendokardiose eine Korrelation mit einer kürzeren Überlebenszeit nachgewiesen:
- Alter höher als 8 Jahre
- Herzfrequenz > 140/min, Synkopen
- Arrhythmien
- Notwendigkeit einer Furosemid-Therapie
- ISACHC-Stadium der Krankheit [30]

5.3
Anamnese

Herzkrankheiten führen erst in fortgeschrittenen Stadien zu einer Herzinsuffizienz, deren Symptome dem Besitzer auffallen und Grund der Vorstellung sind. Bei der AV-Klappenendokardiose besteht im Unterschied zu den Kardiomyopathien als phänotypisches Merkmal bereits initial, also in der Frühphase der Krankheit, ein charakteristisches Herzgeräusch. Etwa 80% aller Hunde befinden sich dann im ISACHC-Stadium I [28]. Der erste Kontakt mit der Krankheit ist im Gegensatz zu den Kardiomyopathien daher das Herzgeräusch (in der Regel aber nicht die Herzinsuffizienz), da es sich bei der klinischen Untersuchung leicht diagnostizieren lässt. Die Patienten haben zu diesem Zeitpunkt bereits ein höheres Alter (um 10 Jahre), gehören den kleinen Rassen an und leiden häufig auch an einer oder mehreren nicht kardialen Krankheiten, die für dieses Signalement typisch sind. Dazu gehören Morbus Cushing, Bronchomalazie, chronische Bronchitis, Trachealkollaps, Spätfolgen des Brachyzephalen-Syndroms, Diskopathien, Niereninsuffizienz und Krankheiten der Zähne (**Abb. 5.3**). In der Regel liegt

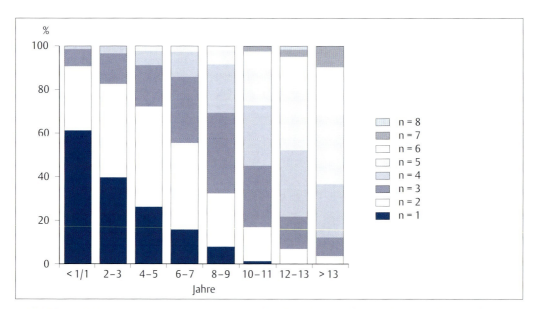

▶ **Abb. 5.3** Anzahl der Krankheiten pro Hund mit zunehmendem Alter. Es ist zu erkennen, dass im Erstdiagnosealter eines Mitralgeräusches mit 8–9 Jahren mehr als 90% der Hunde bereits zwei oder mehr Krankheiten haben. Ab dem 10. Lebensjahr sind bei der Hälfte aller Hunde vier oder mehr Krankheiten zu finden (Quelle: Kraft W, Hrsg. Geriatrie bei Hund und Katze. Stuttgart: Parey; 2003).

dann eine geriatrische Multimorbidität vor, was den Wert der anamnestischen Informationen zur Einschätzung des Symptoms Herzgeräusch stark mindert. Jede der genannten Krankheiten führt entweder zu verminderter Belastbarkeit oder Husten oder beidem, weshalb zur Einschätzung des Herzgeräusches objektivere Kriterien notwendig sind. Aus diesen Gründen sind Klassifizierungssysteme für Herzkrankheiten, die allein auf Parametern wie Leistungsschwäche oder Atemwegssymptomen beruhen, wenig sinnvoll, da diese Symptome nicht spezifisch für eine Herzinsuffizienz sind.

5.4 Klinische Untersuchung

5.4.1 Auskultation

Das Punctum maximum eines Mitralgeräusches liegt an der linken Herzspitze, Trikuspidalgeräusche rechts auf mittlerer Höhe. Zur Einschätzung des Schweregrads können die Rhythmik, der Geräuschcharakter und das Vorhandensein eines dritten Herztones herangezogen werden [29].

Eine **respiratorische Arrhythmie** ist ein verlässlicher Hinweis auf ein frühes Stadium ohne Aktivierung der neurohumoralen Kompensation. Der Umkehrschluss ist aber nicht möglich, da Angst durch einen erhöhten Sympathikotonus die respiratorische Arrhythmie zum Verschwinden bringt. Ist die respiratorische Arrhythmie besonders ausgeprägt, kann das auf eine primäre Lungenkrankheit hindeuten.

Der **Geräuschcharakter** ist ein wenig objektivierbares Kriterium und dessen Einschätzung ist untersucherabhängig. Grundsätzlich sollte jedes Herzgeräusch daher echokardiografisch abgeklärt werden. Mitralgeräusche klingen als Faustregel in der Frühphase eher leiser und hochfrequent, manchmal auch phonetisch („Möwenschrei"), während eine schwere Regurgitation laut, tieffrequent, dumpf-brummend klingt und mit einem Brustwandschwirren einhergehen kann. Dann tritt auch ein **dritter Herzton**, manchmal auch vierter Herzton bei der Kammerfüllung auf, der leicht für den physiologischen zweiten Herzton gehalten werden kann. Der physiologische zweite Herzton wird aber bereits in frühen Stadien vom Mitralgeräusch „verschluckt" und ist dann nicht mehr hörbar (**Abb. 5.4** u. **Abb. 5.5**).

Kurz gesagt spricht ein leises, hochfrequentes Geräusch in Kombination mit einer respiratorischen Arrhythmie für eine geringgradige Mitralendokardiose, ein lautes, tieffrequentes Geräusch mit Schwirren, drittem Herzton und Tachykardie dagegen für ein fortgeschrittenes Krankheitsstadium. Als frühes Anzeichen, noch vor Auftreten einer Regurgitation, kann manchmal ein systolischer Klick gehört werden (**Abb. 5.6**).

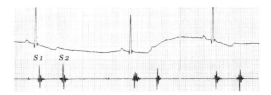

▶ **Abb. 5.4** Phonokardiogramm eines herzgesunden Hundes. Der erste Herzton (S1) tritt am Ende des QRS-Komplexes auf, der zweite Herzton (S2) unmittelbar nach der T-Welle.

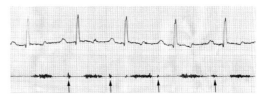

▶ **Abb. 5.5** Phonokardiogramm von einem Hund mit fortgeschrittener Mitralendokardiose. Das Mitralgeräusch „verschluckt" den zweiten Herzton, sodass S1 und S2 nicht mehr differenzierbar sind. Darüber hinaus tritt ein weiterer Herzton auf Höhe der P-Welle auf, bei dem es sich um einen S4 oder S3 handeln kann (Pfeile). Dieser zusätzliche Herzton kann bei der Auskultation für den S2 gehalten werden.

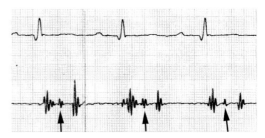

▶ **Abb. 5.6** Phonokardiogramm mit einem systolischen Klickgeräusch (Pfeile) zwischen S1 und S2. Ein systolisches Klickgeräusch ist Hinweis auf einen Mitralprolaps oder eine andere Formveränderung der Mitralklappe, was ein Frühzeichen einer Endokardiose sein kann.

5 Mitralendokardiose beim Hund

Im Falle eines Lungenödems ist als erstes Symptom eine **erhöhte Atemfrequenz** zu erwarten, die aber auch bei anderen Lungen- oder Thoraxkrankheiten mit Gaswechselstörungen vorkommen kann. Auch **Husten** ist kein spezifisches Symptom für eine Herzinsuffizienz. Insgesamt gibt es bei einer Mitralendokardiose drei Ursachen für Husten:

- Ein fortgeschrittenes Lungenödem mit Transsudation in die Atemwege. Dies führt zu wiederkehrendem leichtem Husten oder Hüsteln durch hochgeflimmerte Ödemflüssigkeit. Bei der Auskultation kann Knistern oder Knacken bestehen. Die Ruheatemfrequenz ist permanent erhöht.
- Davon zu unterscheiden ist der schwere anfallsartige Husten durch (kardiomegaliebedingte) Stammbronchienkompression. Dieser Husten kann bei schwerer Bronchomalazie auch ohne eine Kardiomegalie auftreten, er wird aber durch eine Kardiomegalie, insbesondere eine linksatriale Vergrößerung, begünstigt.
- Zuletzt ist noch eine Hustenform zu nennen, die auch als „kardiales Asthma" bezeichnet wird. Diese Form tritt bei gestauten Pulmonalvenen auf, was zu einer Reizung von Hustenrezeptoren führt.

Husten aufgrund primärer Atemwegskrankheiten, wie etwa chronische Bronchitis, Trachealkollaps, Bronchomalazie oder Parasiten, muss differenzialdiagnostisch ausgeschlossen werden. Husten und/oder erhöhte Atemfrequenz sind als respiratorische Symptome anzusehen und erfordern zur weiteren Abklärung zumindest eine Röntgenaufnahme des Thorax, häufig auch eine bronchoskopische Untersuchung.

5.4.2 EKG

Das EKG ist in erster Linie ein Instrument zur Diagnose von **Rhythmusstörungen**, Rückschlüsse auf morphologisch definierte Krankheiten des Herzens sind nicht zuverlässig möglich. Wie bereits erwähnt, spricht eine respiratorische Arrhythmie gegen eine Herzinsuffizienz. Eine hohe Herzfrequenz über 150/min gilt als prognostisch ungünstiger Faktor [15], in einer anderen Studie bereits über 140/min [30]. In fortgeschrittenen Stadien können einzelne atriale Extrasystolen auftreten, die aber keine hämodynamische Bedeutung besitzen. Vorhofflimmern tritt bei den kleinen Hunderassen selbst in fortgeschrittenen Stadien nur selten auf, es verschlechtert die Hämodynamik jedoch erheblich und ist daher immer als eine schwerwiegende Komplikation anzusehen. Rückschlüsse auf die atriale oder ventrikuläre Größe über die Morphologie der P-Wellen oder QRS-Komplexe sind nur unsicher möglich. Die EKG-Veränderung P-Mitrale besitzt in Kombination mit einem Herzgeräusch zwar eine brauchbare Spezifität für eine atriale Vergrößerung, aber keine gute Sensitivität. Herzkammervergrößerungen korrelieren kaum mit EKG-Befunden [25, 31].

Bei Patienten mit einem Mitralgeräusch deuten fehlende respiratorische Arrhythmie, Tachykardie, P-Mitrale (P-Welle länger als 0,04 s), atriale Extrasystolen und (selten) Vorhofflimmern auf ein fortgeschrittenes Stadium hin. Der Verdacht sollte aber unbedingt radiologisch oder echokardiografisch verifiziert werden.

5.4.3 Röntgen

Eine Indikation zum Thoraxröntgen ist immer gegeben, wenn Symptome des Respirationstraktes wie etwa Husten oder Dyspnoe bestehen. Im Falle einer kardialen Genese sind dann auch deutliche Veränderungen zu erwarten, da sich die Krankheit in einem fortgeschrittenen Stadium befinden muss. Da einige Kardiologen empfehlen, bereits im Stadium ISACHC 1b zu behandeln, spielt die Diagnostik von Remodellingvorgängen wie z. B. einer Vergrößerung des Atriums hier eine große Rolle. Aus klinischer Sicht ist daher das Röntgenbild ausreichend zur Beurteilung des Schweregrades einer kongestiven Herzinsuffizienz und zum Nachweis eines Lungenödems sogar notwendig.

Die **Pulmonalvenen** gelten als gestaut, wenn sie den Durchmesser der Arterien überschreiten. Im Bereich des Lungenhilus stellen sich die konvergierenden Lungenvenen häufig als ein verschattetes Areal dar. Ein kardiales Lungenödem zeigt sich beim Hund als eine interstitielle oder alveoläre perihiläre Zeichnung in den beiden Hauptlappen der Lunge, meist etwas stärker auf der rechten Seite. Die Lungenperipherie bleibt davon unberührt. Eine physiologische Lungenzeichnung, Gefäßzeichnung und Herzsilhouette lassen eine kardiale Genese für respiratorische Beschwerden praktisch ausscheiden.

Die Beurteilung der Herzgröße, der Herzform und besonders der **Verschattungsmuster** der Lunge sind jedoch von der Erfahrung des Untersuchers abhängig. Die verschiedenen Verschattungsmuster sind nicht in jedem Fall eindeutig voneinander zu differenzieren. Der Autor verweist an dieser Stelle auf die radiologische Fachliteratur [17].

Mit Einführung der **Herzwirbelsumme** ist die Vermessung der Herzgröße objektiver geworden [19], aber diese Methode besitzt nicht für alle Herzkrankheiten und Rassen die gleiche Sensitivität für das Erkennen einer Kardiomegalie. Zudem existiert ein großer Graubereich, und es bestehen Unterschiede zwischen den einzelnen Rassen. Es konnte jedoch eine gute Übereinstimmung zur Diagnose einer Kardiomegalie aufgrund Mitralendokardiose beim Yorkshireterrier und beim CKCS gefunden werden [18]. In einer Untersuchung mit Röntgenaufnahmen von 126 Hunden (50 davon mit verschiedenen Herzkrankheiten, die übrigen herzgesund) wurde für die laterale Projektionsebene eine Spezifität und Sensitivität von 76 bzw. 80 % angegeben. Es bestanden dabei signifikante Unterschiede im Messergebnis zwischen einzelnen Untersuchern. Der zusätzliche Gewinn der Herzwirbelsumme bei der Interpretation von Thoraxröntgenaufnahmen wurde insgesamt als fraglich beurteilt [20]. In einer anderen Studie war die Übereinstimmung zwischen vier Gruppen von Untersuchern mit unterschiedlicher radiologischer Ausbildung dagegen deutlich besser, sodass die Messung der Herzwirbelsumme als untersucherunabhängige Methode erachtet wurde.

Die mittlere Differenz zwischen 16 Untersuchern betrug etwa ein Wirbelkörper [34].

Die Vergrößerung des linken Atriums ist röntgenologisch durch eine kaudodorsale Ausziehung der Herzsilhouette meist gut zu erkennen (Mitralisdreieck). Sie geht aber nicht unbedingt in die Messung der Herzwirbelsumme ein, weshalb der subjektiven Beurteilung der Herzsilhouette bei der Mitralendokardiose weiterhin eine große Bedeutung zukommt. Selbst dann besteht bei erfahrenen Untersuchern eine **Tendenz zur Überinterpretation**, v. a. bei grenzwertiger Herzvergrößerung. Die Aussagekraft wird aber mit zunehmender Schwere der Krankheit immer besser [31].

Die echokardiografische Untersuchung ist in unklaren Fällen nicht zu ersetzen.

Die Bedeutung von Röntgenaufnahmen beim Mitralpatienten liegt hauptsächlich in der Darstellung der linksatrialen Größe, des Lungenparenchyms und der Lungengefäße und damit der Feststellung des Stauungsgrades (**Abb. 5.7** u. **Abb. 5.8**). Röntgenbild und Echokardiografie ergänzen sich dabei idealerweise.

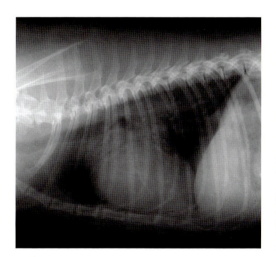

▶ **Abb. 5.7** Röntgenaufnahme einer 6 Jahre alten CKCS-Hündin mit Mitralendokardiose ohne klinische Symptome einer Herzinsuffizienz. Es besteht eine atriale Vergrößerung, aber kein Hinweis auf ein Lungenödem, Herzwirbelsumme = 11,5 (ISACHC-Stadium Ib). Echokardiografisch zeigte sich eine mittelgradige Mitralregurgitation, der Quotient Vorhof zu Aorta betrug 1,7 und es bestand eine beginnende ventrikuläre Hyperkinesie. Nach den Ergebnissen der SVEP-Studie führt eine Behandlung mit ACE-Hemmern in diesem Stadium nicht zu einer Verzögerung des Dekompensationszeitpunktes (s. S. 29).

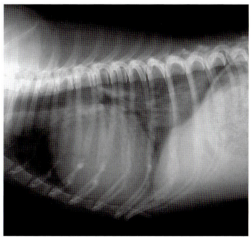

▶ **Abb. 5.8** Lungenödem aufgrund dekompensierter Mitralendokardiose bei einem 12-jährigen Dackelrüden. In diesem Stadium ist eine dauerhafte Therapie indiziert.

Der Referenzbereich für die Herzwirbelsumme ist < 10,7 Wirbel (9,7 ± 2 SD 0,5). Bei den Rassen, die häufig eine Mitralendokardiose entwickeln, kann das Herz ab einer Herzwirbelsumme von 11,5 mit großer Sicherheit als vergrößert angesehen werden.

5.4.4 Echokardiografie

Der Herzultraschall gilt als die beweisende Untersuchung für nahezu alle Herzkrankheiten. Abgesehen vom Nachweis eines Lungenödems (und damit der Dekompensation) lassen sich mit dieser Untersuchung zahlreiche Kriterien für den Schweregrad einer Herzkrankheit erfassen. Der Autor empfiehlt bei der Erstdiagnose eines Herzgeräusches, auch eines Mitralgeräusches, ausdrücklich eine Herzultraschalluntersuchung, da für den einzelnen Patienten dadurch ein echokardiografischer Basisdatensatz als Referenz für spätere Untersuchungen erstellt werden kann.

Folgende Strukturen sind bei der echokardiografischen Untersuchung der Mitralendokardiose in 2-D-, M-Mode und Farb-Doppler von Bedeutung: Klappenmorphologie, atriale und ventrikuläre Größen, ventrikuläre Wandbewegung und Funktion, Regurgitationsfluss. Durch die Untersuchung können auch Geräusche anderer Genese oder maskierte Geräusche ausgeschlossen werden.

Die Darstellung der **Klappenmorphologie** zeigt den Grad der Verdickung der Klappenränder, das Vorhandensein eines Klappenprolapses, abgerissener Sehnenfäden und eines Mitralklappenflails. Beim Klappenprolaps wölbt sich das gesamte Klappensegel oder ein Teil davon fallschirmartig vorhofwärts, während beim „Flail" der freie Klappenrand in das Atrium durchschlägt (**Abb. 5.9**).

Die Folgen der Regurgitation lassen sich anhand der **atrialen und ventrikulären Volumenüberlastung** abschätzen. Die exzentrische Hypertrophie durch Volumenüberlastung ist ein Remodeling-Prozess, der eine gewisse Zeit in Anspruch nimmt und bei dem es zu einem Längenwachstum der Myozyten, im späteren Stadium auch zu einer passiven Dehnung der Faseranteile der Herzwand kommt. Der Druck im Atrium bleibt dadurch trotz zunehmenden Volumens über lange Zeit konstant oder wird in einem Grad erhöht, der nicht zu Ödemen führt. Das linke Atrium kann als eine Art Puffer für die Lungenvenen angesehen werden. Eine Ausnahme ist die plötzliche Erhöhung des Regurgitationsvolumens, beispielsweise durch Abriss eines oder mehrerer Sehnenfäden. Dies bewirkt eine sofortige, starke Erhöhung des atrialen Druckes ohne eine entsprechende atriale Volumenzunahme. Von dieser Ausnahme abgesehen korreliert die **linksatriale Größe** gut mit dem Schweregrad der Krankheit und hat sich in mehreren Publikationen als prognostischer Faktor erwiesen [15, 22, 30].

Die ventrikulären Veränderungen verlaufen dazu gleichförmig. Es steigt zuerst der diastolische Kammerdurchmesser an und erst später der systolische Durchmesser. Die **ventrikuläre Wandbewegung**, v. a. des interventrikulären Septums, nimmt zu (Hyperkinesie). Die Verkürzungsfraktion steigt an und kehrt später durch die Zunahme des systolischen Durchmessers etwa wieder auf den Ausgangswert zurück. Eine Zunahme des systolischen Ventrikeldurchmessers auf die obere Grenze des Referenz-

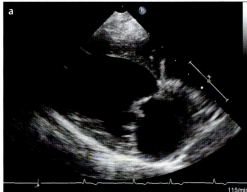

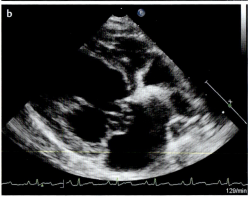

▶ Abb. 5.9
a Mitralklappenflail durch Sehnenfaserabriss bei einem 15 Jahre alten Zwergschnauzerrüden.
b 6 mm großer Mitralklappenprolaps bei einer 12 Jahre alten Malteserhündin. Bei beiden Patienten bestand eine mittel- bis hochgradige Mitralregurgitation.

maßes und eine Normalisierung der Verkürzungsfraktion werden als Zeichen eines systolischen Versagens angesehen.

Diese Kompensationsmechanismen gleichen das Regurgitationsvolumen aus, das mit jedem Herzschlag zurück in das Atrium gepumpt wird. Bei konstant bleibendem Nettoauswurfvolumen steigt das gesamte Schlagvolumen um das Regurgitationsvolumen an. Dieses kann im fortgeschrittenen Stadium ein Vielfaches des Nettoauswurfvolumens betragen [25]. Das Echokardiogramm kann aber keine Dekompensation (Lungenödem) erkennen, dazu ist eine Röntgenaufnahme notwendig.

5.4.5 Quantifizierung der Mitralregurgitation

Mit dem Farb-Doppler lässt sich der Regurgitationsjet farblich darstellen. Zur (Semi-)Quantifizierung wird grundsätzlich versucht, die effektive Regurgitationsöffnungsfläche und das Regurgitationsvolumen zu messen. Dazu gibt es neben der einfachen Abschätzung der Jetgröße in mehreren Ebenen noch komplexere echokardiografische Methoden, als Goldstandard gilt dabei die Angiografie. Die Abschätzung der Jetbreite, -länge und -fläche wird in Relation zum Atrium vorgenommen. Probleme bereiten v.a. exzentrische Jets, wie sie bei der Mitralendokardiose des Hundes hauptsächlich vorkommen. Zudem ist die Farbjetfläche abhängig von der Regurgitationsgeschwindigkeit, die wiederum vor- und nachlastabhängig ist [1].

Für Hunde mit Mitralendokardiose wurde folgende Einteilung vorgeschlagen und angewandt: geringgradige Regurgitation bis 20%, mittelgradige zwischen 20% und 70% und hochgradige über 70% Jetfläche im Verhältnis zur atrialen Fläche [41]. Teilweise bessere Korrelationen bestehen bei der Messung der V. contracta (Fluss in der Regurgitationsöffnung), der proximalen Flusskonvergenzmethode (PISA-Methode), Geschwindigkeits-Zeit-Integrale von Mitraleinstrom und -rückstrom oder der 3-dimensionalen Farb-Doppler-Darstellung des Jets [2, 13].

Die humanmedizinischen Empfehlungen umfassen ein Scoring-System, bei dem die Ergebnisse mehrerer Methoden kombiniert werden [2, 3, 51]. Bisherige Untersuchungen an Hunden mit Mitralendokardiose haben eine ausreichend gute Korrelation der Regurgitationsfraktion (gemessen mit der PISA-Methode) mit der Jetgröße im Farb-Doppler, der Vorhofgröße und dem ISACHC-Stadium ergeben [36]. Es muss beachtet werden, dass Darstellungen mit Farb-Doppler der Einstellung des Ultraschallgeräts hinsichtlich Gain und Nyquist-Grenze unterliegen.

Jetgröße und atriale Größe verändern sich nicht immer gleichsinnig, sodass auch große Regurgitationsjets bei kaum veränderter atrialer Größe möglich sind und umgekehrt. Die Folgen der Regurgitation sind aus klinischer Sicht von größerer Bedeutung als die eigentliche Größe (**Abb. 5.10** u. **Abb. 5.11**). In einer Untersuchung bei Patienten mit Mitralendokardiose wurde ein praktikables Scoring-System angewandt, das die drei Parameter Vorhofgröße, Jetgröße und diastolischer Kammerdurchmesser zugrunde legt und die Krankheit in drei Schweregrade einteilt (**Tab. 5.1**): 0–1 Punkt gering-

▶ **Tab. 5.1** Punktesystem zur Einteilung des Schweregrades einer Mitralendokardiose (Quelle: Scoring-System der LMU München, Tierkardiologie unter der Leitung von Dr. Gerhard Wess, Auszug aus der Dissertation von A. Javornik [35]).

Parameter	gemessener Wert	Punkte
LA/Ao (Durchmesser linker Vorhof/Aorta)	<1,6	0
	1,6–1,9	1
	>1,9	2
Jetgröße (im Verhältnis zu LA)	<⅓	0
	⅓–½	1
	>½	2
LVIDd (linksventrikulärer Innendurchmesser enddiastolisch)	≤ Referenzbereich	0
	> Referenzbereich	1

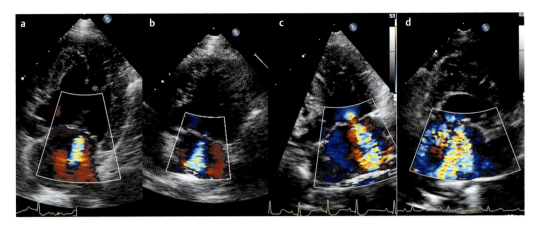

▶ **Abb. 5.10** Verschiedene Grade einer Mitralregurgitation von links nach rechts: **a** minimal: kleiner Jet << ⅓ der atrialen Fläche, ohne Kontakt zum Vorhofdach, **b** geringgradig: Jet erreicht Vorhofdach, ⅓ der atrialen Fläche, **c** mittelgradig: Atrium vergrößert, Jet ca. ½ atriale Fläche; **d** hochgradig: Atrium vergrößert, Jet >> ½ atriale Fläche. Der Mitraljet sollte in mehreren Ebenen beurteilt werden, atriale und ventrikuläre Maße sollten in die Beurteilung mit eingehen (vgl. **Tab. 5.1**).

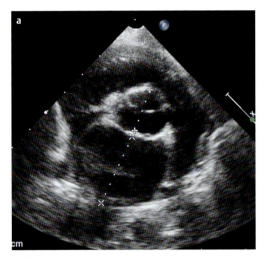 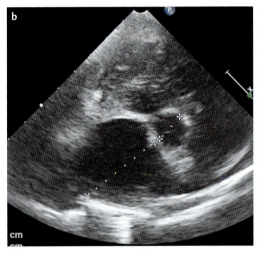

▶ **Abb. 5.11**
a Mittelgradige atriale Vergrößerung (Verhältnis Vorhof zu Aorta 1,7).
b Hochgradige atriale Vergrößerung (Verhältnis Vorhof zu Aorta 2,8).

gradige, 2–3 Punkte mittelgradige und 4–5 Punkte hochgradige Mitralendokardiose [35].

Viele Methoden sind jedoch mehr oder weniger zeitintensiv und sollen an dieser Stelle der Spezialliteratur vorbehalten bleiben. Ziel dieser Untersuchungen in der Humanmedizin ist es, den richtigen Zeitpunkt und die Prognose für Klappenrekonstruktion oder -ersatz möglichst genau voraussagen zu können. In der Tiermedizin stehen klappenerhaltende Maßnahmen nicht zur Verfügung, weshalb die klinische Bedeutung dieser Untersuchungen diskutiert wird, zumal sie derzeit nur von wenigen Spezialisten routinemäßig durchgeführt werden. Möglicherweise könnten diese Informationen zu einem zeitlich differenzierteren und standardisierten Einsatz der medikamentösen Therapie führen. Weiterhin dienen sie zur besseren Vergleichbarkeit der Patientengruppen innerhalb von Studien [41].

Eine vergleichbare Problematik besteht für die **Messung der systolischen Funktion**. Kenntnis über die systolische Funktion ist insofern von Bedeutung, als dass damit der Zeitpunkt für eine positiv inotrope

Therapie besser abgeschätzt werden kann. Voraussetzung zur korrekten Interpretation der systolischen Funktion ist eine Normotension im nachgeschalteten Kreislauf. Wie bereits erwähnt, wird ein Rückgang der Verkürzungsfraktion (FS-Werte) von erhöhten auf normale Werte und eine Zunahme des systolischen Durchmessers in den oberen Referenzbereich als Zeichen einer Verschlechterung der systolischen Funktion angesehen. Als weitere Kriterien wurden ein endsystolischer Volumenindex >60 ml/m^2 oder eine Verminderung der maximalen Geschwindigkeit des Regurgitationsjets auf <4,5 m/s vorgeschlagen [74]. Neuere Ultraschalltechniken wie der Gewebe-Doppler können genauere Informationen liefern und eine Verminderung der systolischen Funktion bereits vor dem Auftreten der genannten 2-D- und M-Mode-Veränderungen identifizieren [32, 35]. Auch durch die Messung der pulmonalen Transitzeit ließ sich bei kompensierten Patienten mit Mitralendokardiose bereits eine verminderte Herzauswurfleistung nachweisen [83]. Zur Messung der pulmonalen Transitzeit wurde inzwischen auch eine Kontrastultraschallmethode vorgestellt [84]. Ungeachtet der systolischen Funktion ist die Therapie mit Pimobendan bei dekompensierten Patienten indiziert [22].

Solange diese Methoden der Evaluierung unterliegen oder nur limitiert zur Verfügung stehen, wird der Schweregrad einer Mitralendokardiose echokardiografisch über die atrialen und ventrikulären Parameter sowie die Jetgröße in Kombination mit den röntgenologischen Befunden bestimmt (**Abb. 5.10 – Abb. 5.13**).

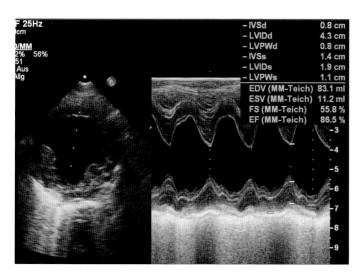

▶ **Abb. 5.12** Linksventrikulärer M-Mode bei einem 13 kg schweren Rauhaardackel mit fortgeschrittener Mitralendokardiose (ISACHC II). Das Vorhof-Aorta-Verhältnis beträgt 1,95. Der diastolische Durchmesser liegt mit 43 mm über dem Referenzbereich (bis 36 mm), der systolische Durchmesser liegt mit 19 mm etwa im mittleren Referenzbereich (13–23 mm). Verkürzungsfraktion 56 %. Legt man diese Parameter zugrunde, ist die systolische Funktion erhalten.

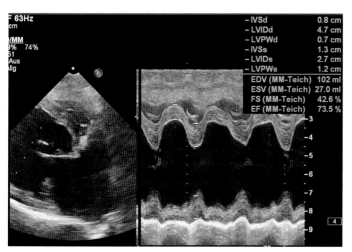

▶ **Abb. 5.13** Linksventrikulärer M-Mode bei einem 13 kg schweren Rauhaardackel mit dekompensierter Mitralendokardiose und verminderter systolischer Funktion. Der diastolische Durchmesser liegt mit 47 mm über dem Referenzbereich (bis 36 mm), der systolische Durchmesser mit 27 mm ebenfalls (bis 23 mm). Verkürzungsfraktion 42 %, das Vorhof-Aorta-Verhältnis betrug 2,8.

▶ Exkurs

Pulmonale Hypertension bei Mitralendokardiose

Der physiologische Blutdruck im kleinen Kreislauf beträgt etwa 15–25 mmHg systolisch und 5–10 mmHg diastolisch. Der diastolische arterielle Lungendruck entspricht dabei dem Druck in den Pulmonalvenen.

Die Abschätzung der Druckverhältnisse erfolgt durch die echokardiografische Untersuchung. Ein Linksherzversagen mit Erhöhung des Pulmonalvenen- und Kapillardrucks zählt zu den postkapillären Ursachen einer pulmonalen arteriellen Hypertension. Die Drucksteigerung bei Linksherzversagen liegt bei etwa 30 mmHg. Addiert man den physiologischen Druck, so entspricht dies einem systolischen arteriellen Lungendruck von etwa 50–55 mmHg, was einer gering- bis mittelgradigen Erhöhung entspricht. Ein systolisches Rechtsherzversagen tritt dabei normalerweise nicht auf, jedoch wird die Regurgitation einer Trikuspidalinsuffizienz verschlimmert und eine Aszitesbildung gefördert. Durch die Behandlung der Linksherzstauung mit Diuretika und Vasodilatatoren wird diese Form der pulmonalen Hypertension mitbehandelt [80].

Bei einem systolischen Lungenarteriendruck deutlich über 55 mmHg (Trikuspidalregurgitationsgeschwindigkeit >4 m/s) muss bei zugrunde liegendem Linksherzversagen von einer zusätzlichen reflektorischen pulmonalarteriellen Vasokonstriktion ausgegangen werden. Diese Patienten können von einer Therapie mit Sildenafil profitieren. Das Medikament erwies sich in zwei retrospektiven Studien mit Hunden, die eine pulmonale Hypertension verschiedener, darunter auch kardialer Ätiologie aufwiesen, als gut verträglich, und es kam zu einer Besserung der Lebensqualität [81, 82].

Die Prävalenz einer pulmonalen Hypertension, definiert über eine Trikuspidalregurgitationsgeschwindigkeit >2,5 m/s oder Pulmonalinsuffizienz >2 m/s bei 141 Hunden mit asymptomatischer Mitralendokardiose wurde mit 10 % angegeben, der systolische Lungendruck dieser Hunde lag im Bereich von 40–50 mmHg [42].

5.4.6 Labor

Eine ausführliche Darstellung der kardialen Laborparameter inkl. Referenzwerte findet sich im Kapitel zur dilatativen Kardiomyopathie des Hundes (s. S. 47). **Natriuretische Peptide** gelten als funktionelle Parameter bei kongestiven Herzkrankheiten, d. h., der Wert steigt mit zunehmendem Schweregrad an. Routinemäßig wird die Messung der stabilen N-terminalen Fragmente von Pro-ANP und -BNP durchgeführt. Diese beiden Parameter korrelierten in einer Studie mit CKCS gut mit dem Schweregrad der Mitralendokardiose. Eine Erhöhung im weiteren Verlauf zeigte die Zunahme des Schweregrades an [37]. Zu vergleichbaren Ergebnissen kamen für BNP oder dessen Metaboliten auch andere Untersucher, jeweils im Vergleich zu gesunden Hunden. Dabei besaß der Parameter prognostische Aussagekraft und korrelierte auch mit einigen echokardiografischen Parametern, beispielsweise der Größe des linken Atriums [38, 39]. Eine andere Studie mit 25 herzkranken Hunden (18 davon mit Mitralendokardiose) konnte dagegen keine Korrelation zur linksatrialen Größe feststellen. Der Parameter erwies sich jedoch als gut geeignet, um herzkranke von primär respiratorischen Patienten zu unterscheiden [40].

In Einzelfällen sind falsch positive und falsch negative Werte möglich und auch beschrieben [49], zudem korreliert der NT-proBNP mit der Nierenfunktion [50]. Die Mehrzahl der bisherigen Studien konnte anhand des Parameters herzkranke Tiere von gesunden oder herzkranke von atemwegskranken Patienten unterscheiden. Der Einfluss anderer Krankheiten ist beim Hund noch nicht ausreichend untersucht.

Auch das kardiale **Troponin I** steigt bei Patienten mit Mitralendokardiose an. In einer Untersuchung ließen sich nur fortgeschrittene Stadien von asymptomatischen Stadien unterscheiden, nicht jedoch asymptomatische von herzgesunden Tieren oder das ISACHC-Stadium II von III [57].

5.5 Therapie

Die Therapie der asymptomatischen AV-Klappenendokardiose unterliegt zahlreichen Diskussionen und auch Kontroversen. Das liegt an vielen Besonderheiten bei dieser Krankheit: Sie kommt häufig vor und ist phänotypisch leicht diagnostizierbar durch das relativ charakteristische Herzgeräusch. Das asymptomatische Stadium, das bei den Kardiomyopathien in der Regel unerkannt bleibt, verläuft hier in Kenntnis der Krankheit über mehrere Jahre. Die Patienten sind in einem Alter, in dem Multimorbidität die Regel ist und der Arzt sich häufiger in der Situation befindet, etwas unternehmen zu müssen. Die Wirksamkeit der eingesetzten Medikamente (ACE-Hemmer, Pimobendan, Spironolacton) ist für höhere Krankheitsstadien in Studien bewiesen. Die angewandten Medikamente gelten als sicher [14, 16, 33, 64].

Dies führt zu der Situation, dass Patienten mit einem Mitralgeräusch bereits in der asymptomatischen Phase eher therapiert werden, obwohl noch keine prospektive, randomisierte, placebokontrollierte Doppelblindstudie eine signifikante Verzögerung des Dekompensationszeitpunktes durch frühzeitige Therapie zeigen konnte. Die bisherigen Studienergebnisse schließen aber nicht aus, dass vielleicht eine Untergruppe von Hunden im asymptomatischen Stadium von einer früheren Behandlung profitiert. Die Identifizierung dieser Patienten verlangt jedoch einen höheren diagnostischen Aufwand und weitere Studien.

Trotz aller Theorien über Wirkmechanismen von Medikamenten und Wirksamkeiten einer medikamentösen Therapie darf man nicht vergessen, dass die Krankheit beim Menschen durch chirurgische Maßnahmen an der Herzklappe behandelt wird, also am Ort der eigentlichen Krankheit, der in der Tiermedizin unbehandelt bleibt.

Herzpatienten sind grundsätzlich wenig tolerant gegenüber Infusionstherapien und Kortikosteroiden jeglicher Art. Auch asymptomatische Patienten können dadurch zur Dekompensation gebracht werden. Die orale Aufnahme größerer Mengen Kochsalz kann ebenfalls diese Auswirkung haben. Auch dem Tierbesitzer sollten diese Gefahren bewusst gemacht werden.

5.5.1 Therapie im asymptomatischen Stadium

Genauere Überlegungen zu einer Therapie im asymptomatischen Stadium sind wichtig, weil es sich um die häufigste Herzkrankheit handelt und die Diagnose der MI meist in diesem Stadium erfolgt. Ziel einer Behandlung in diesem Stadium ist es, die Progredienz der Krankheit aufzuhalten oder zu verlangsamen. Als objektiver und vergleichbarer Parameter für den Therapieerfolg wird die Zeit bis zur Dekompensation verwendet.

Zu Beginn muss diskutiert werden, was unter dem asymptomatischen Stadium verstanden werden kann. Wie eingangs gezeigt wurde, fällt die Zuordnung von Leistungsschwäche, Dyspnoe oder Husten zu einer kardialen Genese beim typischen Mitralpatienten (älterer Patient der kleinen Rassen) nicht immer leicht und birgt Potenzial für eine Fehleinschätzung.

Deshalb werden objektivere Kriterien wie radiologisch oder echokardiografisch diagnostizierte Folgeveränderungen der Mitralregurgitation herangezogen. Streng genommen sollten die radiologische Herzwirbelsumme und das echokardiografische Verhältnis linkes Atrium zu Aorta im Referenzbereich liegen. Patienten mit leichter oder sogar mittelgradiger Überschreitung der Referenzwerte sind jedoch ebenfalls asymptomatisch, würden aber in die modifizierte NYHA-Klasse II eingeordnet werden. Die ISACHC-Klassifikation unterscheidet diese beiden Gruppen dagegen genauer (asymptomatisch mit oder ohne Kompensationszeichen, Ia vs. Ib). Zum ISACHC-Stadium Ib zählt man Patienten mit einer Herzwirbelsumme > 10,5 und einem Vorhof-Aorta-Verhältnis im Echokardiogramm > 1,6 ohne pulmonale Stauung. Patienten mit deutlichen Stauungszeichen sowie einem interstitiellen oder alveolären Lungenödem gelten als fortgeschritten krank oder dekompensiert und zählen nicht zu dieser Gruppe. Das gilt auch für Patienten, die durch Therapie zuverlässig stabilisiert wurden (CHIEF C1).

ACE-Hemmer

Die erste große multizentrische, prospektive, randomisierte, placebokontrollierte Doppelblindstudie (SVEP-Trial) aus Skandinavien, die bei 229 asymptomatischen Mitralpatienten mit und ohne Kardiomegalie die Wirksamkeit einer Therapie mit ACE-Hemmern auf den Dekompensationszeitpunkt untersucht hat, konnte keinen Unterschied zwischen der Placebo- und Enalaprilgruppe feststellen [41] (**Abb. 5.14**). Der Studie wird vorgeworfen, lediglich eine Rasse mit Sonderstellung (CKCS) untersucht und die Dosis des ACE-Hemmers eher im unteren vom Hersteller empfohlenen Bereich gewählt zu haben.

Tatsächlich konnte eine retrospektive, unkontrollierte Studie aus Frankreich für die Rasse CKCS (n = 48) die fehlende Wirksamkeit unabhängig vom zugrunde gelegten Endpunkt bestätigen. Aber auch für die Gruppe der verbleibenden Rassen (n = 93) bestand kein signifikanter Unterschied zwischen der unbehandelten und der Benazeprilgruppe bis zum Endpunkt Auftreten von kongestivem Herzversagen. Legte man für diese Gruppe jedoch andere Endpunkte zugrunde, ergaben sich Vorteile für die Benazeprilgruppe: So traten alle fünf plötzlichen Todesfälle vor dem Auftreten von Herzversagen in der Gruppe der unbehandelten Hunde auf. Für den Endpunkt Tod aus allen Ursachen (also inkl. nicht kardial bedingter Todesfälle) ergab sich für die Gruppe der behandelten Nicht-CKCS-Rassen eine signifikant längere Überlebenszeit als für die Gruppe der unbehandelten Hunde. Dieser Unterschied bestand nicht für die CKCS-Gruppe.

5 Mitralendokardiose beim Hund

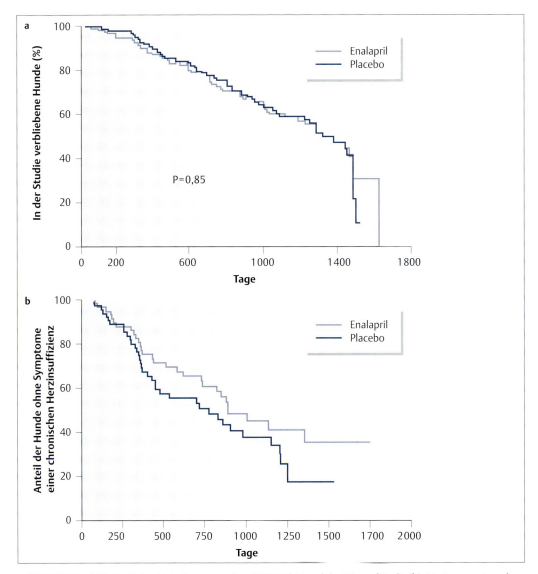

▶ **Abb. 5.14** Vergleich der Kaplan-Meier-Kurven aus dem SVEP-Trial (**a**) und der Vetproof-Studie (**b**). Die Kurven zeigen die Zeit bis zum Eintreten der Herzinsuffizienz und die verbleibende Patientenzahl für die ACE-Hemmer- und Placebogruppe. Im SVEP-Trial wurden nur Cavalier King Charles Spaniels untersucht (Quelle: **a**: Kvart C, Häggström J, Pedersen HD et al.: Efficacy of enalapril for prevention of congestive heart failure in dogs with myxomatous valve disease and asymptomatic mitral regurgitation. J Vet Intern Med 2002; 16: 80–88. **b**: Atkins CE, Keene BW, Brown WA et al.: Results of the veterinary enalapril trial to prove reduction in onset of heart failure in dogs chronically treated with enalapril alone for compensated, naturally occurring mitral valve insufficiency. J Am Vet Med Assoc 2007; 231: 1061–1069).

Offenbar profitiert die durchschnittlich ältere Gruppe der Nicht-CKCS-Rassen hinsichtlich der Überlebenszeit (nur inkl. nicht kardialer Gründe) mehr von einer Therapie mit ACE-Hemmern als die durchschnittlich jüngeren CKCS (mittleres Alter CKCS ca. 6 Jahre, Nicht-CKCS ca. 11 Jahre). Dies schien auch die eigentliche Aussage der Studie zu sein, da kein Einfluss auf die Zeit bis zur Dekompensation nachweisbar war. Diese Zeitspanne wurde daher gar nicht gesondert betrachtet, sondern nur in Kombination mit dem Endpunkt plötzlicher Herztod aufgeführt [42].

Die zweite große multizentrische, prospektive, randomisierte, placebokontrollierte Doppelblindstudie fand in den USA statt und untersuchte die Wirkung von Enalapril bei 124 asymptomatischen Hunden verschiedener Rassen mit Mitralendokardiose auf den Zeitpunkt der Dekompensation (Vetproof-Studie, [48]). Auch in dieser Studie ließ sich für dieses Kriterium kein statistisch signifikanter Vorteil für die Enalaprilgruppe nachweisen (P=0,06). Fehlende statistische Signifikanz ist jedoch nicht gleichbedeutend mit fehlender klinischer Signifikanz. Es ließ sich in der Kaplan-Meier-Kurve zumindest ein sog. grafischer Unterschied zwischen beiden Gruppen erkennen (**Abb. 5.14b**). Zum Ende der Studiendauer waren in der Enalaprilgruppe noch doppelt so viele Hunde im kompensierten Stadium als in der unbehandelten Gruppe (13 vs. 6). Dieser Unterschied war signifikant. Darüber hinaus berichtet der Autor, dass die Patienten der Enalaprilgruppe **nach** Auftreten des Insuffizienzstadiums eine signifikant längere Überlebenszeit von 9 Monaten aufwiesen, was eine bislang unveröffentlichte Folgestudie der Vetproof-Studie ergab [52].

> **T Therapieempfehlung**
>
> Weitere Studien sind notwendig, um zu erfahren, ob vielleicht eine Untergruppe der asymptomatischen Mitralpatienten von einer Therapie mit ACE-Hemmern profitiert und welche Patienten das sind. Mit sehr großer Sicherheit sind es nicht die CKCS und nicht Hunde im Stadium ISACHC Ia, also Patienten, bei denen eine Herzerkrankung feststellbar ist, die aber keine Anzeichen einer Herzvergrößerung zeigen. Möglicherweise sind Parameter wie Alter, Nierenfunktion, Klappenmorphologie, Grad der Mikroinfarkte oder andere Begleitkrankheiten dafür bestimmend. Solange darüber nichts bekannt ist, bleibt die Entscheidung über eine Therapie mit ACE-Hemmern im asymptomatischen Stadium der individuellen Einschätzung des Tierarztes und auch des aufgeklärten Patientenbesitzers überlassen. Das Unterlassen dieser Therapie ist nicht mit wissenschaftlich nachgewiesenen Nachteilen verbunden und ein finanziell limitierter Besitzer muss sich nicht schlecht fühlen, wenn er sich gegen eine Therapie im asymptomatischen Stadium entscheidet. Wenn man sich zur Therapie mit ACE-Hemmern entscheidet, sollte der obere Dosisbereich gewählt werden, also 0,5 mg/kg für Enalapril oder Benazepril.

Pimobendan

Auch die Therapie mit Pimobendan im asymptomatischen Stadium wird kontrovers diskutiert. Beim kleinen Hund mit MI wird vom Einsatz abgesehen, wohingegen bei großen Hunden mit klaren echokardiografischen Hinweisen auf (sekundäre) systolische Dysfunktion die Gabe bereits im asymptomatischen Stadium in Erwägung gezogen werden kann. Es existieren bislang aber keine Studien, die einen klinischen Nutzen belegen. Zu Beginn bestanden Bedenken, dass die Regurgitationsfraktion zunimmt und der Krankheitsverlauf beschleunigt oder ein plötzlicher Herztod ausgelöst wird, weshalb einige Studien speziell diese Aspekte untersuchten.

In einer 6-monatigen prospektiven, kontrollierten Studie mit 24 Hunden im asymptomatischen Stadium (mit relevanter linksatrialer Vergrößerung, ISACHC Ib) zeigte sich bei den 19 Hunden in der Pimobendangruppe eine transiente Verbesserung der systolischen Funktion, die dann aber bald wieder auf das Ausgangsniveau zurückkehrte. Eine Zunahme der Regurgitationsfraktion oder anderer Parameter, die den Schweregrad der Regurgitation beschreiben, ließ sich während der gesamten Studiendauer in der mit Pimobendan behandelten Gruppe nicht feststellen [43]. Auch in einer experimentellen Studie mit anderen positiv inotrop wirksamen Medikamenten konnte keine Zunahme der Regurgitationsfraktion festgestellt werden (und auch keine Abnahme durch ACE-Hemmer) [44].

Die Arbeitsgruppe von Chetboul berichtet über negative Auswirkungen einer Pimobendantherapie in einer Untersuchung mit 12 Laborbeagles im NYHA-Stadium I (mit echokardiografischen Werten im Referenzbereich). Die Verbesserung der systolischen Funktion blieb in dieser Studie über den gesamten 512-tägigen Untersuchungszeitraum erhalten, jedoch zeigte sich eine signifikante Zunahme der Mitralregurgitation in der Pimobendangruppe über den gesamten Studienzeitraum, während die entsprechenden Parameter in der Benazeprilgruppe gleich blieben. Auch bei der histopathologischen Untersuchung am Studienende wies die Pimobendangruppe stärkere Läsionen im Mitralklappenapparat auf [45].

Weitere kleinere experimentelle Studien bzw. Fallberichte berichten über Vorteile [46] oder Nachteile [47] einer Therapie mit Pimobendan und tragen so zu einem insgesamt widersprüchlichen Bild bei.

🅃 Therapieempfehlung

Vergleicht man die beiden größeren Untersuchungen, so ist eine Therapie im Stadium NYHA I (genauer **ISACHC Ia**) möglicherweise kontraindiziert [45], während im **ISACHC-Stadium Ib** keine nachteiligen, aber bislang auch keine vorteiligen Wirkungen gefunden werden konnten [43].

Eine positiv inotrope Therapie beim Mitralpatienten kann angesichts einer Verschlechterung der intrinsischen und/oder globalen systolischen Funktion indiziert sein. Die Bestimmung der Kontraktilität sowie des Nettovorwärtsvolumens sind unter klinischen Bedingungen jedoch schwierig durchzuführen. Nach dem derzeitigen Kenntnisstand tritt eine entsprechende Verschlechterung erst in weiter fortgeschrittenen Stadien ein. Ob durch Pimobendan eine Verzögerung des Krankheitsverlaufes durch Erhaltung der Ventrikel- oder Mitralringgeometrie und Konservierung der effektiven Regurgitationsöffnungsfläche erreicht werden kann, ist ebenfalls unbekannt und spekulativ, aber nicht ausgeschlossen.

Die Anwendung in einem asymptomatischen Stadium ist derzeit nur dann zu empfehlen, wenn entweder bei einem großen Hund eine deutliche Kardiomegalie vorliegt oder echokardiografische Anzeichen einer myokardialen Dysfunktion bestehen. Letzteres ist eher bei größeren Rassen mit Mitralendokardiose zu erwarten [25, 26, 35].

5.5.2 Therapie im Stadium der Herzinsuffizienz

Furosemid

Das objektivste Kriterium für eine Therapieindikation in diesem Stadium ist das Vorliegen eines Lungenödems. In diesem Fall ist Furosemid aufgrund seiner Wirkweise beim Lungenödem das wichtigste, weil einzig wirksame Medikament. Bezeichnenderweise gibt es keine klinischen Studien zur Wirksamkeit – jeder weiß und erlebt, dass es wirkt.

Zur Beseitigung des Lungenödems muss Furosemid initial in einer höheren Dosierung gegeben werden, zur Verhinderung eines Rezidivs danach in der mindestwirksamen Dosis. Die Wirksamkeit kann über die Kontrolle der Atemfrequenz abgeschätzt werden. Die Therapie mit Furosemid nach einem Lungenödem ist bei praktisch allen Patienten lebenslang erforderlich.

Patienten mit Lungenödem werden meist als Notfall vorgestellt, der nicht selten lebensbedrohlich sein kann. Insofern beginnen einige Kardiologen bereits vor dem Lungenödem mit der Furosemidbehandlung, um das Notfallereignis zu verhindern oder zumindest abzuschwächen. Dies ist insbesondere dann möglich, wenn durch regelmäßige Untersuchungen die individuelle Progredienz der Krankheit bei einem Patienten vorausgesagt werden kann. Stark gestaute Pulmonalvenen oder hochgradige echokardiografische Veränderungen sind entsprechende Kriterien. Die Entscheidung für eine Therapie mit Furosemid erfordert nach heutigem Kenntnisstand auch die Therapie mit einem ACE-Hemmer und Spironolacton, da Diuretika und auch arterielle Vasodilatatoren das RAAS aktivieren.

ACE-Hemmer

Die Wirksamkeit dieser Wirkstoffgruppe wurde im dekompensierten Stadium der Mitralendokardiose in mehreren größeren placebokontrollierten klinischen Studien überprüft. In allen Studien konnte eine Verbesserung der Lebensqualität festgestellt werden [53–55]. Zugelassen waren in allen drei Studien auch Hunde mit dilatativer Kardiomyopathie, allerdings wurden nicht alle Parameter getrennt für die zwei Krankheitsgruppen aufgeführt. Die COVE- und IMPROVE-Studie waren kurzfristig ausgelegt (28 bzw. 21 Tage Untersuchungszeitraum), die LIVE-Studie dagegen längerfristig (max. 17 Monate). Die Patienten befanden sich in den NYHA-Stadien III und IV. Die mittlere Zeit bis zum Endpunkt war für die Mitralpatienten in der Enalaprilgruppe signifikant länger als für die Placebogruppe (160 vs. 87 Tage, n = 67).

Der Endpunkt war jedoch nicht unbedingt der Tod, sondern auch eine Entfernung aus der Studie aus anderen, undefinierten Gründen. Die Entscheidung darüber oblag den Untersuchern. Zudem fiel auf, dass von den ursprünglich 152 rekrutierten Hunden nur 110 in die Statistik eingingen, 42 Hunde wurden wegen Protokollverletzungen nachträglich ausgeschlossen.

Interessanterweise fiel die Zahl der Patienten in der Placebogruppe bereits nach 50 Tagen auf die Hälfte, aber die Zahl der dann noch verbleibenden Hunde blieb 200 Tage nahezu konstant und erreichte nach

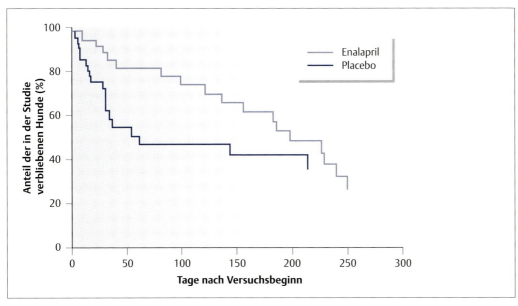

▶ **Abb. 5.15** LIVE-Studie: Prozentualer Anteil der Hunde aus der Placebo- und Enalaprilgruppe, die sich noch in der Studie befinden, gegen die Zeit in Tagen aufgetragen. Der Unterschied zwischen beiden Gruppen war signifikant (p = 0,041). Interessant ist, dass bei fast 50 % der Hunde in der Placebogruppe über 200 Tage lang keine Progredienz erkennbar war (Quelle: Ettinger SJ, Benitz AM, Ericsson GF et al.: Effects of enalapril maleate on survival of dogs with naturally acquired heart failure. The Long-Term Investigation of Veterinary Enalapril (LIVE) Study Group. J Am Vet Med Assoc 1998; 213: 1573–1577).

etwa 225 Tagen prozentual die Zahl der Enalaprilgruppe (**Abb. 5.15**). Dies unterstützt die Vermutung, dass auch im Stadium der Herzinsuffizienz nur eine bestimmte Gruppe von Patienten von einer Therapie mit ACE-Hemmern profitiert, andere möglicherweise nicht.

Der BENCH-Trial [16] untersuchte prospektiv ebenfalls eine gemischte Gruppe von 162 Hunden mit DCM und MI im NYHA-Stadium II oder III. Für die 125 Hunde mit MI in der Benazeprilgruppe ergab sich eine signifikant längere Überlebenszeit von 436 Tagen gegenüber 151 Tagen in der Placebogruppe.

> 🛈 **Therapieempfehlung**
> LIVE- und BENCH-Trial zeigen für Patienten mit dekompensierter Mitralendokardiose einen deutlichen Vorteil durch eine Therapie mit ACE-Hemmern.
>

Pimobendan

Die bislang größte prospektive klinische Studie (n = 252) verglich die Wirkung von Pimobendan und Enalapril bei dekompensierten Mitralpatienten. Die Patienten erhielten also entweder das eine oder das andere Medikament und bei Bedarf Furosemid und Digoxin [22]. Einschlusskriterium war u. a. ein aktuelles oder zurückliegendes Lungenödem aufgrund fortgeschrittener Mitralendokardiose. Die mediane Zeitspanne bis zum Endpunkt war für die Pimobendangruppe signifikant länger als für die Benazeprilgruppe (267 vs. 140 Tage) (**Abb. 5.16**). Die Zahl der Tiere mit plötzlichem Herztod war in beiden Gruppen gleich (jeweils 34). Die Studie zeigt eine deutliche Lebensverlängerung durch eine Pimobendantherapie für Hunde mit dekompensierter MI, ohne dass unerwünschte Wirkungen aufgetreten wären. Die Frage, ob die praxisübliche und von Kardiologen empfohlene Kombination von Pimobendan und ACE-Hemmern einen zusätzlichen Vorteil bringt, bleibt jedoch unbeantwortet. Wenn neben Furosemid nur noch ein einziges weiteres Medikament bei der fortgeschrittenen MI gegeben werden kann, so wäre dies aufgrund des QUEST-Ergebnisses Pimobendan. Aufgrund der deutlichen Stimulation des RAAS durch diese Arzneimittelkombination empfiehlt es sich aber, eine zusätzliche RAAS-suppressive Therapie durchzuführen [86].

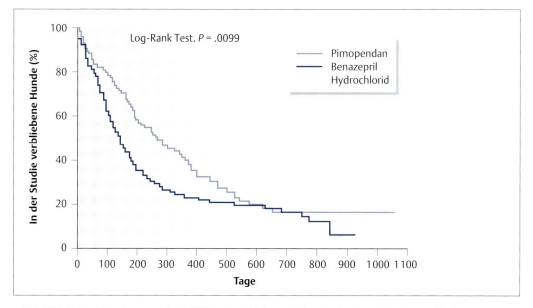

▶ **Abb. 5.16** Kaplan-Meier-Kurve aus der QUEST-Studie. Zahl der verbleibenden Patienten über die Zeit für die Gruppen mit Benazepril- und Pimobendantherapie (Quelle: Haggstrom J, Boswood A, O'Grady M et al.: Effect of pimobendan or benazepril hydrochloride on survival times in dogs with congestive heart failure caused by naturally occurring myxomatous mitral valve disease: The QUEST Study. J Vet Intern Med 2008; 22: 1124–1135).

In zwei kleineren Studien ergaben sich vergleichbare Ergebnisse für die Patienten in der Pimobendangruppe hinsichtlich Lebensqualität und Überlebenszeit [56, 58]. In beiden Studien befanden sich im Gegensatz zur QUEST-Studie auch Patienten der ISACHC-Klasse II, also mit geringgradiger Herzinsuffizienz, für die sich keine nachteiligen Wirkungen durch eine Therapie mit Pimobendan ergeben haben.

🛈 Therapieempfehlung
Pimobendan sollte aufgrund der Ergebnisse dieser drei Studien bei Hunden mit Herzinsuffizienz als Folge einer fortgeschrittenen Mitralendokardiose angewendet werden.
Ob die Kombination von Pimobendan und ACE-Hemmern einen weiteren Vorteil mit sich bringt, ist nicht bekannt. Die Kombination der beiden Medikamente ist jedoch üblich und gilt zusammen mit Furosemid derzeit als Standard (Tripeltherapie) zur Behandlung der dekompensierten Mitralendokardiose. Nach neueren Erkenntnissen müsste diese Trippeltherapie sinnvollerweise durch Spironolacton ergänzt werden.

Spironolacton
Das Medikament besitzt durch seine Aldosteronantagonisierung eine Fülle von theoretischen, experimentell im Tierversuch sowie in klinischen Studien beim Menschen und beim Hund nachgewiesenen Wirkungen (RALES-Studie, [61, 77, 85]). Spironolacton wird dabei nicht wegen seiner schwachen diuretischen Wirkung angewandt [67, 68]. Ein Teil der Wirkung erklärt sich durch den sog. Aldosteron-Escape bei chronischer Therapie mit ACE-Hemmern, der durch Spironolacton antagonisiert wird. Ob dieser Escape bei allen Hunden mit Herzinsuffizienz auftritt, ist nicht bekannt. Der Aldosteronspiegel korreliert beim Hund mit dem Grad der Herzinsuffizienz und wird durch eine Therapie mit arteriellen Vasodilatatoren oder Schleifendiuretika noch zusätzlich erhöht [65, 73, 75]. Ein Absinken des Aldosteronspiegels durch ACE-Hemmer konnte beim Hund nachgewiesen werden, jedoch kam es zu keiner vollständigen Blockade des RAAS [65, 73]. Aldosteron induziert je nach zugrundeliegender Herzkrankheit Myokardfibrosen, die durch eine Blockade mit Spironolacton verhindert werden, wie in einer Analyse der RALES-Studie beim Menschen vermutet wurde und in experimentellen Studien beim Hund belegt werden konnte [87, 88]. Voraussetzung für diese Wirkung war ein erhöhter Spiegel an zirkulie-

renden Kollagenvorstufen, die als Serummarker für eine kardiale Fibrose gelten [66].

An 212 Hunden, die sich überwiegend (zu 90 %) im NYHA-Stadium II befanden, wurde in zwei placebokontrollierten und verblindeten klinischen Kurzzeitstudien Spironolacton als Add-In zu ACE-Hemmern und, wenn therapeutisch indiziert, Furosemid und Digoxin untersucht. Als primärer Endpunkt wurde herzbedingter Tod oder Euthanasie oder eine starke Verschlechterung des Krankheitsbildes definiert. Während der 2- bzw. 3-monatigen Kurzzeitstudie erreichten 6 von 102 Hunden in der Spironolaktongruppe gegenüber 12 von 110 Hunden in der Placebogruppe diesen primären Endpunkt.

Für die anschließende 12-monatige Langzeituntersuchung konnten noch 79 Tiere ausgewertet werden. Von den 35 Tieren in der Spironolaktongruppe erreichten weitere 5 den primären Endpunkt (14 %). Dem gegenüber standen 16 von 44 Patienten in der Placebogruppe (36 %). In der Gesamtbetrachtung über den 15-monatigen Untersuchungszeitraum, konnte für Spironolakton eine Reduktion des Morbiditäts-Mortalitäts-Risikos um 55 % ermittelt werden (HR = 0,45). Nebenwirkungen konnten abgesehen von einer reversiblen Prostataatrophie nicht festgestellt werden [79, 85].

Weiterhin wurde das Medikament in einer kleinen randomisierten, placebokontrollierten Doppelblindstudie mit einer gemischten Gruppe (DCM und MI) von 12 Hunden untersucht und als Abstract vorgestellt [62, 63]. Die mittlere Dosis war subdiuretisch und betrug knapp 0,6 mg/kg 1 × tgl. Es ergaben sich vergleichsweise Verbesserungen einiger klinischer Parameter inkl. leichter Verbesserungen der NYHA-Klassifikation für die Spironolactongruppe während des 6-monatigen klinischen Untersuchungszeitraumes. Ausgangspunkt waren je 50 % Patienten im NYHA-Stadium II und III, die Verteilung am Ende betrug 60 bzw. 40 %. In der anschließenden 30-monatigen Folgestudie bestanden keine Unterschiede in der Überlebenszeit zwischen der Placebo- und der Spironolactongruppe. Die Daten liegen nicht getrennt für Patienten mit DCM oder MI vor.

🛈 Therapieempfehlung

Spironolacton kann als Add-In-Therapeutikum sowohl zur Verbesserung der Lebensqualität als auch zur Verlängerung der Überlebenszeit angesehen werden. Bei Therapie mit Furosemid oder arteriellen Vasodilatatoren ergibt sich eine zusätzliche Indikation. Spironolacton erwies sich in der Dosierung von 2 mg/kg als sicher, v. a. hinsichtlich einer Hyperkaliämie [64].

Digoxin

Diese Medikamentengruppe ist beim Hund klinisch nicht systematisch untersucht. Digitalisglykoside wurden in der Humanmedizin intensiv untersucht und gelten (derzeit) als wirksam zur Verbesserung der Lebensqualität bei Patienten mit Herzversagen, sie besitzen jedoch keine lebensverlängernde Wirkung [59]. Wurde beim Menschen zu einer Therapie mit ACE-Hemmern und Furosemid noch Digoxin dazugegeben, stabilisierte sich der Zustand der Patienten deutlich gegenüber einer alleinigen Therapie mit ACE-Hemmern, Digoxin (jeweils mit Furosemid) oder Furosemid allein [60].

🛈 Therapieempfehlung

Die Gabe von Digoxin bei Hunden mit dekompensierter Mitralendokardiose kann als Add-In befürwortet werden, wenn **supraventrikuläre Tachykardien** vorliegen (Sinustachykardie, Vorhofextrasystolen, Vorhofflimmern) oder die bisherige Therapie nicht zu den gewünschten Ergebnissen geführt hat. Digoxin kann dabei mit Pimobendan problemlos kombiniert werden.

Amlodipin

Amlodipin und andere potente arterielle Vasodilatatoren eignen sich aus hämodynamischen Überlegungen heraus zur Behandlung von Patienten mit Mitralendokardiose. Eine deutliche Senkung des systemischen Blutdrucks bewirkt eine Verminderung der Regurgitationsfraktion und eine Erhöhung des Nettovorwärtsvolumens.

In einer kleinen unkontrollierten Studie zeigte sich eine entsprechende Verbesserung der Parameter bei Hunden mit Mitralendokardiose [69]. Amlodipin führte dabei als Add-In zu bestehender Therapie mit

ACE-Hemmern zu einer Senkung des arteriellen Blutdrucks um 10% und zu einer Verminderung von Regurgitationsfraktion und -volumen.

Amlodipin wird wegen seiner geringeren Nebenwirkungen gegenüber Hydralazin bevorzugt, führte jedoch bei Langzeitanwendung in einer Studie bei 8% aller Hunde zu einer reversiblen Gingivahyperplasie [78].

> **Therapieempfehlung**
>
> Die Behandlung mit arteriellen Vasodilatatoren kann derzeit für fortgeschrittene Stadien bei therapieresistentem Lungenödem empfohlen werden. Ob ein früherer Einsatz einen Einfluss auf den Krankheitsverlauf besitzt, ist nicht bekannt. Die Dosis muss wegen der potenten Vasodilatation und möglicher Nebenwirkungen wie Hypotension langsam erhöht werden. Eine Kontrolle der Nierenwerte und des Blutdrucks sind unter Therapie ebenfalls indiziert. Wegen der Induzierung der RAAS-Aktivität ist die Kombination mit einem ACE-Hemmer und zusätzlich auch Spironolacton zu empfehlen [65].

β-Blocker

Auch für Patienten mit Mitralendokardiose ergeben sich aus theroretischen Überlegungen heraus Vorteile durch eine β-Blockade. Bei der exzentrischen Hypertrophie durch MI besteht offenbar eine Vernetzung zwischen dem lokalen Renin-System und adrenerger Aktivität, deren nachteilige Wirkungen durch eine chronische β2-Blockade antagonisiert werden [70]. Es existieren jedoch keine klinischen Studien, die eine Verlängerung der Überlebenszeit oder eine signifikante Verbesserung der systolischen Funktion beim Hund durch β-Blockertherapie nachweisen. Dazu sind Studien notwendig, die deutlich länger als 3 Monate ausgelegt sind.

Eine unkontrollierte retrospektive Studie untersuchte die Wirksamkeit und Verträglichkeit von Metoprolol an 87 Hunden mit kongestiver Herzinsuffizienz, darunter 23 Hunde mit Mitralendokardiose. Diese Patienten befanden sich in den NYHA-Stadien I–III, die Dosis wurde individuell titriert. Bei 16% aller Hunde zeigten sich Nebenwirkungen der Metoprololtherapie, was zu einem Absetzen des Medikamentes führte. Die Nebenwirkungen bestanden u.a. aus Synkopen, Zunahme der Herzinsuffizienz, Durchfall, Schwäche, Anorexie. Die Häufigkeit von Nebenwirkungen entsprach damit etwa derjenigen beim Menschen. Bei der Nachuntersuchung nach 40 Tagen ergaben sich keine Änderungen in der NYHA-Klasse oder bei der echokardiografischen Untersuchung, die median nach 132 Tagen durchgeführt wurde. Bei den Patienten mit MI zeigte sich eine Tendenz zu einer niedrigeren Herzfrequenz, die im Gegensatz zu den Hunden mit DCM statistisch aber nicht signifikant war [71].

Beim Menschen hat sich inzwischen der nicht selektive β-Blocker Carvedilol als Therapeutikum der Wahl etabliert. Auch dazu gibt es eine kleine prospektive, verblindete, placebokontrollierte Untersuchung mit 25 Hunden der NYHA-Stadien I–III. Nach dem 3-monatigen Studienzeitraum wurde die Lebensqualität anhand eines Punktesystems in einem Besitzerfragebogen erfasst. Dabei ergab sich eine signifikante Verbesserung für die 12 Hunde in der Carvedilolgruppe, weiterhin waren ein signifikant niedrigerer Blutdruck und eine Verbesserung der NYHA-Klasse nachweisbar. Diese Veränderungen bestanden nicht für die Placebogruppe. In beiden Gruppen kam es zu keiner Veränderung der echokardiografischen Parameter oder des Noradrenalinspiegels [72].

Eine weitere prospektive Studie untersuchte die Wirkung von Carvedilol auf die Überlebenszeit bei 10 CKCS [76]. Carvedilol wurde hier im frühen NYHA-Stadium II als Monotherapeutikum gegeben. Die Zeit bis zur manifesten Herzinsuffizienz sowie die Überlebenszeit wurden mit ähnlichen, teilweise nicht publizierten Studien zu ACE-Hemmern verglichen [41]. Dabei ergab sich eine signifikant kürzere Überlebenszeit für die Hunde mit Carvedilol.

🛈 Therapieempfehlung

Die bisherigen Studien belegen die Verträglichkeit und zeigen eine Verbesserung der Lebensqualität. Letzteres beruht jedoch häufig auf subjektiver Einschätzung. Für Hunde mit MI konnte eine Lebensverlängerung dagegen nicht nachgewiesen werden. Eine initiale Monotherapie mit **Carvedilol** führt sogar zu einer signifikanten Verkürzung der Lebenszeit. Überlebenszeiten in Kombination mit ACE-Hemmern wurden nicht untersucht. Die Erwartungen an Carvedilol haben sich bislang nicht erfüllt, möglicherweise besteht aber ein Potenzial für Patienten mit MI. Die individuelle Dosisfindung ist problematisch, Nebenwirkungen sind möglich. Weitere Studien müssen abgewartet werden. ● L

Die Gabe von **Metoprolol** zeigte in einer Studie eine statistisch nichtsignifikante Senkung der Herzfrequenz. ● L

Atenolol ist indiziert zur Senkung der Herzfrequenz, wenn die Wirkung von Digoxin nicht ausreichend ist. ● L

5.5.3 Zusammenfassung und Fazit

ISACHC-Stadium Ia Eine Therapie in diesem Stadium (Herzgeräusch ohne radiologische oder echokardiografische Veränderungen) wird vom Autor nicht empfohlen. Die Besitzer werden über die Krankheit, mögliche Progredienz und Anzeichen von Stauung aufgeklärt. Eine radiologische und/oder echokardiografische Kontrolluntersuchung wird nach 9–12 Monaten empfohlen.

ISACHC-Stadium Ib Sobald Folgeveränderungen der Klappeninsuffizienz erkennbar sind (Herzwirbelsumme >11,5; echokardiografisches Vorhof-Aorta-Verhältnis >1,6–1,7), jedoch keine Symptomatik oder erkennbare radiologische Stauung, wird eine Therapie mit dem Besitzer erneut diskutiert.

In diesem Stadium kann das Auftreten einer Herzinsuffizienz ohne Behandlung noch 2,5 Jahre dauern, bei manchen Patienten kommt es auch niemals dazu. Möglicherweise profitieren bestimmte Patienten zu diesem Zeitpunkt von einer Therapie, dies wurde aber statistisch bislang nicht nachgewiesen. Weitere Kontrollen werden angeraten, die Intervalle basieren auf der bisherigen Progredienz. Bei einem Mitralklappenflail durch Chordae-tendinae-Abriss und überproportional großem Regurgitationsjet kann bereits eine Therapie in diesem Stadium von Vorteil sein.

ISACHC-Stadium II Die Therapie in diesem Stadium besteht aus ACE-Hemmern und niedrig dosiertem Furosemid (tgl. bis jeden 2. Tag 0,5–1 mg/kg). Jedoch wendet nicht jeder Kardiologe Furosemid in diesem Stadium an, die Indikation hängt vom Grad der Stauung ab. Es ist nicht immer möglich, gestaute Pulmonalvenen von einem interstitiellen Lungenödem im hilären Bereich der Lunge eindeutig zu unterscheiden. Da ein manifestes Lungenödem eine lebensbedrohliche Situation darstellt, die auch durch eine Monotherapie mit ACE-Hemmern nicht verhindert werden kann, ist der Autor geneigt, Furosemid im Zweifelsfall eher früher einzusetzen. Fällt die Entscheidung zu einer Furosemidtherapie, so ist v. a. bei höheren Dosen automatisch eine RAAS-Blockade mit ACE-Hemmern und möglicherweise auch Spironolacton indiziert, da die durch ACE-Hemmer vermittelte Blockade vermutlich umlaufen werden kann [73]. Nach neuesten Erkenntnissen ist der Zusatz von Spironolacton darüber hinaus aufgrund seiner lebensverlängernden Eigenschaften in diesem Stadium indiziert.

Nach den Ergebnissen von zwei Pimobendan-Studien [56, 58] ist das Medikament in diesem Stadium zweifelsohne indiziert. Die Kombination aus den drei Medikamenten ACE-Hemmer, Pimobendan, Furosemid (in niedriger Dosis) und dem Zusatz von Spironolacton ist daher die sinnvollste und gleichzeitig einfachste Therapiekombination.

ISACHC-Stadium III Die Kombination aus Pimobendan, ACE-Hemmer, hoher Furosemiddosis und Spironolacton ist als Basistherapie in diesem Stadium zu empfehlen. Analog zur sequenziellen Nephronblockade mit Diuretika bewirken ACE-Hemmer und Spironolacton sozusagen eine sequenzielle RAAS-Blockade. Viele Patienten sind mit o. g. Tripeltherapie zusammen mit Spironolacton und höherer Furosemiddosis in diesem Stadium stabil. Treten trotz dieser Therapiekombination Komplikationen oder Symptome auf, die auf eine Herzinsuffizienz zurückzuführen sind, bieten sich eine Reihe von Add-In-Medikamenten an. Dazu zählen Digoxin bei supraventrikulären Tachykardien, Amlodipin und/oder Thiaziddiuretika bei therapierefraktärem Lungenödem.

Patienten im fortgeschrittenen Stadium der Herzinsuffizienz werden durchaus mit 6 oder 7 Medikamenten behandelt.

Der Autor besitzt keine Erfahrungen mit Carvedilol (oder Metoprolol). Aufgrund der Wirkweise sind β-Blocker eher im Stadium ISACHC II oder bei stabilen Patienten im Stadium ISACHC III indiziert. Ein großes Problem stellt die individuelle Dosisfindung durch Titration dar. Solange keine eindeutigen Studien vorliegen, rät der Autor von einer Langzeittherapie mit β-Blockern (Carvedilol) ab, ausgenommen zur Therapie von Arrhythmien (Atenolol).

Literatur

[1] **Kunert M, Ulbricht LJ:** Praktische Echokardiographie. 2. Aufl. Köln: Deutscher Ärzte Verlag; 2006
[2] **De Simone R et al.:** Das Regurgitationsjetvolumen zur Quantifizierung der Mitralklappeninsuffizienz. Z Herz-Thorax-Gefäßchir 2006; 20: 144–150
[3] **Buck T, Plicht B, Erbel R:** Aktuelle Empfehlungen zur echokardiographischen Schweregradbeurteilung der Mitralklappeninsuffizienz. Herz 2006; 31: 30–37
[4] **Rijnberk A, de Vries HW:** Anamnese und körperliche Untersuchung kleiner Haus- und Heimtiere. Jena: G. Fischer; 1993
[5] **Tobias R, Skrodzki M, Schneider M:** Kleintierkardiologie kompakt. Hannover: Schlütersche; 2008
[6] **Deinert M:** Kardiologie – Spezielle Herzkrankheiten. In: Kraft W, Hirschberger J, Hrsg. Kleintierkrankheiten Band I. Stuttgart: UTB Ulmer; 2000
[7] **Tilley LP (bearbeitet von Trauvetter E):** Krankheiten des Kreislaufsystems. In: Kraft W, Dürr UM, Hrsg. Katzenkrankheiten. Hannover: Schaper; 1996
[8] **Bohn FK, Knight DH:** Kardiovaskuläre Krankheiten des Hundes. Jena: G. Fischer; 1995
[9] **Kraft W:** Zirkulationsapparat. In: Kraft W, Hrsg. Geriatrie bei Hund und Katze. Berlin: Parey; 1998
[10] **Schmidt C, Kurzbein U:** Anleitung zur EKG-Auswertung bei Hund und Katze. Hannover: Schlütersche; 1995
[11] **Boon J, Steffen T:** Echokardiographie made easy. Babenhausen: BE Vet Verlag; 2005
[12] **Tobias R:** Echokardiographie des kranken Herzens. In: Poulsen Nautrup C, Tobias R, Hrsg. Atlas und Lehrbuch der Ultraschalldiagnostik bei Hund und Katze. Hannover: Schlütersche; 1996
[13] **Gerlach N, Hartmann K, Wess G:** Normalisierung des mit PISA (proximal-isovelocity-surface-area) ermittelten Mitralklappenregurgitations-Volumens beim Hund als neue Methode einer gewichtsunabhängigen Schweregradeinteilung der Klappeninsuffizienz. 17. Jahrestagung der FG Innere Medizin und klinische Labordiagnostik (InnLab) der DVG 31. Januar/1. Februar 2009, Berlin (Abstract)
[14] **Atkins CE, Brown WA, Coats JR et al.:** Effects of long-term administration of enalapril on clinical indicators of renal function in dogs with compensated mitral regurgitation. J Am Vet Med Assoc 2002; 221: 654–658
[15] **Atkins C:** Canine Mitral Disease: Prognostic Variables – Lessons from the VETPROOF Study. Proceedings of the ACVIM 2006
[16] **Pouchelon JL et al.:** The BENCH (BENazepril in Canine Heart disease) study group. Long-term tolerability of benazepril in dogs with congestive heart failure. J Vet Cardiol 2004; 6: 7–13
[17] **Nitzl D:** Lungenröntgen – Technik, Anatomie und Lungenmuster. Kleintierprax 2009; 54: 101–106
[18] **Lamb CR, Wikeley H, Boswood A et al.:** Use of breed-specific ranges for the vertebral heart scale as an aid to the radiographic diagnosis of cardiac disease in dogs. Vet Rec 2001; 148: 707–711
[19] **Buchanan JW, Bücheler J:** Vertebral scale systems to measure canine heart size in radiographs. J Am Vet Med Assoc 1995; 206: 194–199
[20] **Lamb CR, Tyler M, Boswood A et al.:** Assessment of the value of the vertebral heart scale in the radiographic diagnosis of cardiac disease in dogs. Vet Rec 2000; 146, 687–690
[21] **Boswood A, Murphy A:** The effect of heart disease, heart failure and diuresis on selected laboratory and electrocardiographic parameters in dogs. J Vet Cardiol 2006; 8: 1–9
[22] **Haggstrom J, Boswood A, O'Grady M et al.:** Effect of pimobendan or benazepril hydrochloride on survival times in dogs with congestive heart failure caused by naturally occurring myxomatous mitral valve disease: The QUEST Study. J Vet Intern Med 2008; 22: 1124–1135
[23] **Olsen LH, Fredholm M, Pedersen HD:** Epidemiology and inheritance of mitral valve prolapse in Dachshunds. J Vet Intern Med 1999; 13: 448–456
[24] **Swenson L, Häggström J, Kvart C et al.:** Relationship between parental cardiac status in Cavalier King Charles spaniels and prevalence and severity of chronic valvular disease in offspring. J Am Vet Med Assoc 1996; 208: 2009–2012
[25] **Kittleson MD:** Myxomatous atrioventrical valvular degeneration. In: Kittleson MD, Kienle RD, eds. Small Animal Cardiovascular Medicine. St. Louis: Mosby; 1998
[26] **Borgarelli M, Zini E, Tarducci A et al.:** Comparison of Primary Mitral Valve Disease in German Shepherd Dogs and In Small Breeds. J Vet Cardiol 2004; 6: 27–34

[27] Häggström J, Hansson K, Kvart C et al.: Chronic valvular disease in the Cavalier King Charles Spaniel in Sweden. Vet Rec 1992; 131: 549–553

[28] Serfass P, Chetboul V, Sampedrano CC et al.: Retrospective study of 942 small-sized dogs: Prevalence of left apical systolic heart murmur and left-sided heart failure, critical effects of breed and sex. J Vet Cardiol 2006; 8: 11–18

[29] Häggström J, Kvart C, Hansson K: Heart sounds and murmurs: changes related to severity of chronic valvular disease in the Cavalier King Charles spaniel. J Vet Intern Med 1995;9: 75–85

[30] Borgarelli M, Savarino P, Crosara S et al.: Survival characteristics and prognostic variables of dogs with mitral regurgitation attributable to myxomatous valve disease. J Vet Intern Med 2008; 22: 120–128

[31] Lombard CW, Spencer CP: Correlation of radiographic, echokardiographic, and elektrocardiographic signs of left heart enlargement in dogs with mitral regurgitation. Vet Radiol Ultrasound 1985; 26: 89–97

[32] Teshima K, Asano K, Sasaki Y et al.: Assessment of left ventricular function using pulsed tissue Doppler imaging in healthy dogs and dogs with spontaneous mitral regurgitation. J Vet Med Sci 2005; 67: 1207–1215

[33] Besche B, Chetboul V, Lachaud Lefay MP et al.: Clinical evaluation of imidapril in congestive heart failure in dogs: results of the EFFIC study. J Small Anim Pract 2007; 48: 265–270

[34] Hansson K, Häggström J, Kvart C et al.: Interobserver variability of vertebral heart size measurements in dogs with normal and enlarged hearts. Vet Radiol Ultrasound 2005; 46: 122–130

[35] Javornik A: Tissue Velocity, Strain und Strain Rate bei Hunden mit Mitralklappenendokardiose. Vet Med Diss, München; 2007

[36] Gouni V, Serres FJ, Pouchelon JL et al.: Quantification of mitral valve regurgitation in dogs with degenerative mitral valve disease by use of the proximal isovelocity surface area method. J Am Vet Med Assoc 2007; 231: 399–406

[37] Tarnow I, Olsen LH, Kvart C et al.: Predictive value of natriuretic peptides in dogs with mitral valve disease. Vet J 2008; 178: 195–201

[38] MacDonald KA, Kittleson MD, Munro MD: Brain natriuretic peptide concentration in dogs with heart disease and congestive heart failure. J Vet Intern Med 2003; 17: 172–177

[39] Chetboul V, Serres F, Tissier R et al.: Association of plasma N-terminal pro-B-type natriuretic peptide concentration with mitral regurgitation severity and outcome in dogs with asymptomatic degenerative mitral valve disease. J Vet Intern Med 2009 [Abstract Epub ahead of print]

[40] Fine DM, DeClue AE, Reinero CR: Evaluation of circulating amino-terminal pro-B-type natriuretic peptide concentration in dogs with respiratory distress attributable to congestive heart failure or primary pulmonary disease. J Am Vet Med Assoc 2008; 232: 1674–1679

[41] Kvart C, Häggström J, Pedersen HD et al.: Efficacy of enalapril for prevention of congestive heart failure in dogs with myxomatous valve disease and asymptomatic mitral regurgitation. J Vet Intern Med 2002; 16: 80–88

[42] Pouchelon JL, Jamet N, Gouni V et al.: Effect of benazepril on survival and cardiac events in dogs with asymptomatic mitral valve disease: a retrospective study of 141 cases. J Vet Intern Med 2008; 22: 905–914

[43] Ouellet M, Bélanger MC, Difruscia R et al.: Effect of pimobendan on echocardiographic values in dogs with asymptomatic mitral valve disease. J Vet Intern Med 2009; 23: 258–263

[44] Nakayama T, Nishijima Y, Miyamoto M et al.: Effects of 4 classes of cardiovascular drugs on ventricular function in dogs with mitral regurgitation. J Vet Intern Med 2007; 21: 445–450

[45] Chetboul V, Lefebvre HP, Sampedrano CC et al.: Comparative adverse cardiac effects of pimobendan and benazepril monotherapy in dogs with mild degenerative mitral valve disease: a prospective, controlled, blinded, and randomized study. J Vet Intern Med 2007; 21: 742–753

[46] Kanno N, Kuse H, Kawasaki M et al.: Effects of pimobendan for mitral valve regurgitation in dogs. J Vet Med Sci 2007; 69: 373–377

[47] Tissier R, Chetboul V, Moraillon R et al.: Increased mitral valve regurgitation and myocardial hypertrophy in two dogs with long-term pimobendan therapy. Cardiovasc Toxicol 2005; 5: 43–51

[48] Atkins CE, Keene BW, Brown WA et al.: Results of the veterinary enalapril trial to prove reduction in onset of heart failure in dogs chronically treated with enalapril alone for compensated, naturally occurring mitral valve insufficiency. J Am Vet Med Assoc 2007; 231: 1061–1069

[49] Solter PF, Oyama MA, Sisson D: Canine heterophilic antibodies as a source of false-positive B-type natriuretic peptide sandwich ELISA results. Vet Clin Pathol 2008; 37: 86–95

[50] Schmidt MK, Reynolds CA, Estrada AH: Effect of azotemia on serum N-terminal proBNP concentration in dogs with normal cardiac function: a pilot study. J Vet Cardiol 2009; 11 Suppl 1: S81–86

[51] Alharthi MS, Mookadam F, Tajik AJ: Echocardiographic quantitation of mitral regurgitation. Expert Rev Cardiovasc Ther 2008; 6: 1151–1160

[52] **Atkins CE:** An approach to asymptomatic acquired heart disease in dogs. Proceedings International Interactive Symposium on canine feline cardiology/nephrology. 2009, Berlin, May 5–7th

[53] **Controlled clinical evaluation of enalapril in dogs with heart failure: results of the Cooperative Veterinary Enalapril Study Group:** The COVE Study Group. J Vet Intern Med 1995; 9: 243–252

[54] **Acute and short-term hemodynamic, echocardiographic, and clinical effects of enalapril maleate in dogs with naturally acquired heart failure:** results of the Invasive Multicenter PROspective Veterinary Evaluation of Enalapril study. The IMPROVE Study Group. J Vet Intern Med 1995; 9: 234–242

[55] **Ettinger SJ, Benitz AM, Ericsson GF et al.:** Effects of enalapril maleate on survival of dogs with naturally acquired heart failure. The Long-Term Investigation of Veterinary Enalapril (LIVE) Study Group. J Am Vet Med Assoc 1998; 213: 1573–1577

[56] **Smith PJ, French AT, Van Israel N et al.:** Efficacy and safety of pimobendan in canine heart failure caused by myxomatous mitral valve disease. J Small Anim Pract 2005; 46: 121–130

[57] **Spratt DP, Mellanby RJ, Drury N et al.:** Cardiac troponin I: evaluation I of a biomarker for the diagnosis of heart disease in the dog. J Small Anim Pract 2005; 46: 139–145

[58] **Lombard CW, Jöns O, Bussadori CM:** Clinical efficacy of pimobendan versus benazepril for the treatment of acquired atrioventricular valvular disease in dogs. J Am Anim Hosp Assoc 2006; 42: 249–261

[59] **The effect of digoxin on mortality and morbidity in patients with heart failure:** The Digitalis Investigation Group. N Engl J Med 1997; 336: 525–533

[60] **Young JB, Gheorghiade M, Uretsky BF et al.:** Superiority of „triple" drug therapy in heart failure: insights from the PROVED and RADIANCE trials. Prospective randomized study of ventricular function and efficacy of digoxin. Randomized assessment of digoxin and inhibitors of angiotensin-converting enzyme. J Am Coll Cardiol 1998; 32: 686–692

[61] **Pitt B, Zannad F, Remme WJ et al.:** The effect of spironolactone on morbidity and mortality in patients with severe heart failure. Randomized Aldactone Evaluation Study Investigators. N Engl J Med 1999; 341: 709–717

[62] **Schuller S, Van Israël N, Van Belle S et al.:** A randomised double-blinded placebo-controlled study of spironolactone as adjunct to conventional congestive heart failure treatment in dogs: Clinical, biochemical, and neurohormonal parameters. Proceedings 16th ECVIM-CA Congress, 2006

[63] **Van Israël N, Schuller S, Van Belle S et al.:** A randomised double-blinded placebo-controlled study of spironolactone as adjunct to conventional congestive heart failure treatment in dogs: ECG, radiographic, echo and survival analysis. Proceedings 16th ECVIM-CA Congress, 2006

[64] **Rausch WP, DeFrancesco TC, Atkins CE et al.:** The safety of adding spironolactone to enalapril in canine heart failure therapy. Proceedings of the ACVIM 2003.

[65] **Atkins CE, Rausch WP, Gardner SY et al.:** The effect of amlodipine and the combination of amlodipine and enalapril on the renin-angiotensin-aldosterone system in the dog. J Vet Pharmacol Ther 2007; 30: 394–400

[66] **Zannad F, Alla F, Dousset B et al.:** Limitation of excessive extracellular matrix turnover may contribute to survival benefit of spironolactone therapy in patients with congestive heart failure: insights from the randomized aldactone evaluation study (RALES). Circulation 2000; 102: 2700–2706

[67] **Riordan L, Estrada A:** Diuretic efficacy of oral spironolactone when used in conjunction with furosemide in healthy adult greyhounds. Proceedings of the ACVIM 2005

[68] **Jeunesse E, Woehrle F, Schneider M et al.:** Spironolactone as a diuretic agent in the dog: Is the water becoming muddy? Proceedings of the ACVIM 2004

[69] **Oyama MA, Sisson DD:** Effect of amlodipine on the severity of mitral regurgitation in dogs with chronic mitral valve disease. J Vet Intern Med 2003; 17: 399 (abstract)

[70] **Dillon AR:** Mitral Valve Disease: Experimental Studies of early cardiac remodeling. Proceedings of the ICVS Stockholm; 2008: 16–19.

[71] **Rush JE, Freeman LM, Hiler C et al.:** Use of metoprolol in dogs with acquired cardiac disease. J Vet Cardiol 2002; 4: 23–28

[72] **Marcondes-Santos M, Tarasoutchi F, Mansur AP et al.:** Effects of carvedilol treatment in dogs with chronic mitral valvular disease. J Vet Intern Med 2007; 21: 996–1001

[73] **Haggstrom J, Hansson K, Karlberg BE et al.:** Effects of long-term treatment with enalapril or hydralazine on the renin-angiotensin-aldosterone system and fluid balance in dogs with naturally acquired mitral valve degeneration. Am J Vet Res 1996; 57: 1645

[74] **Lombard CW:** Pimobendan in congestive heart failure. Proceedings of the ACVIM 2003

[75] **Knowlen GG, Kittleson MD, Nachreiner RF et al.:** Comparison of plasma aldosterone concentration among clinical status groups of dogs with chronic heart failure. J Am Vet Med Assoc 1983; 183: 991–996

[76] **Amberger C:** Effects of carvedilol in prevention of congestive heart failure in Cavaliers King Charles Spaniels (CKCS) with ISACHC II mitral regurgitation, preliminary results on 10 dogs. Proceedings of the 14th ECVIM-CA Congress, 2004

[77] **Rastogi S, Mishra S, Zacà V et al.:** Effect of long-term monotherapy with the aldosterone receptor blocker

eplerenone on cytoskeletal proteins and matrix metalloproteinases in dogs with heart failure. Cardiovasc Drugs Ther 2007; 21: 415–422

[78] **Thomason JD, Fallaw TL, Carmichael KP:** Gingival hyperplasia associated with the administration of amlodipine to dogs with degenerative valvular disease (2004–2008). J Vet Intern Med 2009; 23: 39–42

[79] **http://www:**emea.europa.eu/vetdocs/PDFs/EPAR/prilactone/V-105-en6.pdf

[80] **Kienle RD, Kittleson MD:** Pulmonary arterial and systemic hypertension. In: Kittleson MD, Kienle RD, eds. Small Animal Cardiovascular Medicine. St. Louis: Mosby; 1998

[81] **Bach JF, Rozanski EA, MacGregor J et al.:** Retrospective evaluation of sildenafil citrate as a therapy for pulmonary hypertension in dogs. J Vet Intern Med 2006; 20: 1132–1135

[82] **Kellum HB, Stepien RL:** Sildenafil citrate therapy in 22 dogs with pulmonary hypertension. J Vet Intern Med 2007; 21: 1258–1264

[83] **Lord P, Eriksson A, Häggström J et al.:** Increased pulmonary transit times in asymptomatic dogs with mitral regurgitation. J Vet Int Med 2003; 17: 824–829

[84] **Wendt R, Kresken JG, Haggstrom J:** Echocardiographically Estimation of Pulmonary Transit Time (PTT, N-PTT) in Dogs Using the Echocardiographic Contrast Media SonoVue. Proceedings of the 19th ESVIM-Congress 2009, Sept. 8–10, Porto, Portugal

[85] **Bernay F, Bland JM, Haggström J, et al.:** Efficacy of spironolactone on survival in dogs with naturally occurring mitral regurgitation caused by myxomatous mitral valve disease. J Vet Intern Med 2010; Jan 25 [Epub ahead of print]:1–11

[86] **Sayer MB, Atkins CE, Fujii Y et al.:** Acute effect of pimobendan and furosemide on the circulating renin-angiotensin-aldosterone system in healthy dogs. J Vet Intern Med 2009; 23: 1003–1006

[87] **Suzuki G, Morita H, Mishima T et al.:** Effects of Long-Term Monotherapy With Eplerenone, a Novel Aldosterone Blocker, on Progression of Left Ventricular Dysfunction and Remodeling in Dogs With Heart Failure. Circulation 2002;106: 2967–2972

[88] **Yang S, Han W, Zhou H et al.:** Effects of spironolactone on electrical and structural remodelling of atrium in congestive heart failure dogs. Chin Med J 2008;121 (1): 38–42

6 Dilatative Kardiomyopathie des Hundes

Nach der Mitralendokardiose ist die dilatative Kardiomyopathie (DKMP, DCM, primäres idiopathisches Myokardversagen) die häufigste erworbene Herzkrankheit des Hundes [86]. Legt man eine untere Grenze von etwa 15 kg Körpergewicht zugrunde, ist sie unter den großen Hunderassen sogar die häufigste erworbene Herzkrankheit.

6.1 Disposition

Gemäß Definition ist für diese Form der Myokardschwäche keine Ätiologie bekannt, von einer genetischen Grundlage wird ausgegangen. Diese Annahme wird durch gehäuftes Auftreten bei bestimmten Rassen oder innerhalb bestimmter Linien und dem seltenen Auftreten bei Mischlingen unterstützt. Es wurden rassebedingt unterschiedliche Erbgänge vermutet oder nachgewiesen, darüber hinaus scheint die Krankheit individuell eine unterschiedliche Penetranz aufzuweisen [1–3, 16, 42, 43]. Männliche Tiere sind grundsätzlich häufiger, schwerer und früher betroffen als weibliche Tiere. Auch aus klinischer Sicht handelt es sich um eine eher inhomogene Krankheitsgruppe mit verschiedenen Ausprägungen hinsichtlich Erstdiagnosealter, Progression und begleitenden Arrhythmieformen. Die Unterschiede bestehen zwischen den einzelnen Rassen, teilweise sogar innerhalb einer Rasse, wie es am Beispiel des Boxers gezeigt werden konnte (s. S. 43) [19]. Verursachende Mutationen konnten noch nicht identifiziert werden [4–6, 11]. Eine immunologische oder autoimmune Ursache wird ebenfalls diskutiert [77]. Parvoviren können beim Fetus und Welpen eine entzündliche Myokarditis auslösen [78], was in den 1970er- und zu Beginn der 1980er-Jahre noch häufig beobachtet wurde. Sie haben aber als Ursache für eine Kardiomyopathie beim erwachsenen Tier heutzutage keine Bedeutung mehr. Dies könnte an einer Änderung der pathogenen Eigenschaften des Erregers, v. a. aber an einem Schutz durch maternale Antikörper in der vulnerablen Phase (bis zur 6. Lebenswoche) liegen. Es besteht kein ätiologischer Zusammenhang zwischen Hypothyreose und DCM, jedoch kann eine manifeste Hypothyreose ein reversibles DCM-ähnliches klinisches Bild hervorrufen [84, 85, 87].

Ein systolisches Myokardversagen mit einer identifizierbaren Ätiologie wird als sekundäre Kardiomyopathie bezeichnet. Sekundäre Kardiomyopathien sind im Vergleich zum primären Myokardversagen sehr selten. Bekannte Ursachen dafür sind nutritiv (Carnitin-, Taurinmangel), toxisch (Doxorubicin) oder infektiös (Trypanosomen, Parvoviren u. a.).

▶ **Exkurs**

Sekundäre nutritive Formen
Eine carnitinresponsive Kardiomyopathieform wurde beim Boxer gefunden. Die Diagnosestellung ist schwierig, da die Plasmaspiegel meist nicht erniedrigt sind. Letztlich wird eine diagnostische Therapie über 3–6 Monate angeraten (L-Carnitin, 50–100 mg/kg, 2–3 × tgl. p. o.). Bei dieser Form kommen generell keine Arrhythmien vor [14, 15, 18]. Beim amerikanischen Cockerspaniel wurde eine taurin- und carnitinresponsive Kardiomyopathie nachgewiesen [27], von der anekdotisch auch bei anderen Rassen (Retriever, Dalmatiner, Neufundländer) berichtet wird [79]. Des Weiteren sollte bei ungewöhnlicher oder einseitiger Fütterungsanamnese, einer ungewöhnlichen Rasse mit DCM oder familiärem Auftreten an eine nutritive Ursache gedacht werden. Die Bestimmung des Taurinspiegels ist sinnvoll und liefert einen ätiologischen Hinweis [80, 81]. Das Substrat und der Referenzbereich sollten mit dem Labor abgesprochen werden. Generell wird Taurin aus dem Plasma bestimmt und sollte dann über 50 nmol/ml liegen, betroffene Hunde haben einen Spiegel unter 25 nmol/l [44]. Zur Taurinsubstitution werden beim Cockerspaniel 500 mg/Hund und bei größeren Rassen 1000 mg/Hund, 1–2 × tgl. gegeben. Einige Hunde mit Taurinmangel benötigen zusätzlich Carnitin, damit eine Besserung eintritt. Die Kontrolle der Wirkung erfolgt klinisch und echokardiografisch, wie oben für den Carnitinmangel beschrieben [59]. Die Prävalenz einer taurin- und/oder carnitinresponsiven Kardiomyopathie ist in Deutschland nicht systematisch untersucht, sie dürfte aber sehr niedrig sein.

Histologisch sind beim primären Myokardversagen zwei Varianten beschrieben: einmal die „Attenuated-Wavy-Fibers" mit dünnen, wellenförmigen Myofibrillen bei Neufundländern und anderen Riesenrassen und dann eine andere Form mit bindegewebig-fettiger Degeneration des Myokards beim Boxer. Beim Dobermann wurden beide Formen gefunden [20, 25, 26, 39–41]. Die bindegewebig-fettige Degeneration ist eher mit ventrikulären Arrhythmien assoziiert als die „Attenuated-Wavy-Fiber"-Form. Alle weiteren Ausführungen beschränken sich auf diese beiden idiopathischen Formen der Kardiomyopathie.

6.2
Prognose

In einer jüngeren Studie betrug die mediane Überlebenszeit für Hunde mit kongestivem Herzversagen 126 Tage (8–1335 Tage), nach einem Jahr lebten 34%, nach 2 Jahren noch 20% der Hunde [24]. Insgesamt wird die mediane Überlebenszeit ab Dekompensation in verschiedenen Studien im Bereich von 80–140 Tagen angegeben, bei der Mitralendokardiose liegt sie dagegen mit entsprechender Therapie bei 267 Tagen [29]. Das Erstdiagnosealter im Stadium 3 (Erklärung der Stadien s. u.) wird im Bereich von 4–10 Jahren angegeben, bei bestimmten Rassen und Linien wurde die Krankheit sogar bereits im Welpenalter diagnostiziert [3, 26]. Dies stellt aber genau wie die Erstdiagnose in sehr hohem Alter eine Ausnahme dar.

6.3
Anamnese

Die Krankheit verläuft meist über mehrere Jahre klinisch okkult, die Patienten werden in der Regel erst im Zustand der Dekompensation vorgestellt. Die Besitzer berichten dann über Dyspnoe, Husten oder vermehrten Bauchumfang durch Aszites. Nicht selten verläuft die Dekompensation beispielsweise durch das Auftreten von Vorhofflimmern derart akut, dass die respiratorischen Symptome vom Besitzer als Fremdkörperaufnahme, Lungenentzündung oder Trauma gedeutet werden.

Bei arrhythmogenen Kardiomyopathieformen können dagegen Synkopen als erstes Krankheitszeichen auftreten. Besonders Dobermänner und Boxer mit Synkopen sollten daher auf eine Kardiomyopathie hin untersucht werden. Vorbehandlung mit Kortikosteroiden oder die Aufnahme größerer Mengen Salz können im kompensierten Stadium zur Dekompensation führen und sollten deshalb anamnestisch erfragt werden. Letztlich spielt bei Kardiomyopathien die Fütterungsanamnese eine Rolle, da ein Taurin- und Carnitinmangel u. a. bei einer vegetarischen oder einseitigen Ernährung möglich ist.

6.4
Klinisches Bild

Die Krankheit verläuft progressiv und ist nicht heilbar. Es können beide Ventrikel oder auch nur der linke betroffen sein. Beim Boxer ist eine besondere Form beschrieben, die mit rechtsventrikulären Arrhythmien und einer fettigen Infiltration des Myokards der freien rechtsventrikulären Wand einhergeht (ARVC, arrhythmogene rechtsventrikuläre Kardiomyopathie) [22, 28]. Dabei kann es auch zu einem rechtsventrikulären Versagen kommen, jedoch nicht in allen Fällen [16, 18]. Der Nachweis einer verminderten rechtsventrikulären Funktion hat dabei keinen signifikanten Einfluss auf die Überlebenszeit im Vergleich zu der alleinigen Arrhythmieform [21]. Gleichzeitig existiert beim Boxer aber auch die klassische Form mit einem linksventrikulären Myokardversagen und ventrikulären oder supraventrikulären Arrhythmien [17, 19]. Es bestehen auch Unterschiede im klinischen Verlauf bei den anderen betroffenen Rassen [12, 13]. Die Krankheit ist besonders beim Dobermann [7] und auch beim Neufundländer [8, 10], der Deutschen Dogge [2] und dem Irischen Wolfshund [1, 9, 30] gut untersucht. Die Prävalenz der DCM beim Dobermann betrug in Deutschland 47,6% (!) in einer Untersuchung an 105 Hunden, die älter als 7 Jahre waren. Jüngere Altersgruppen wiesen erwartungsgemäß geringere Prävalenzen auf [31].

Der Verlauf der dilatativen Kardiomyopathie des Hundes wird in **drei Stadien** eingeteilt: Im Stadium 1 sind weder echokardiografische noch elektrokardiografische Veränderungen nachweisbar, jedoch können bereits histologische Veränderungen gefunden werden [25]. Im Stadium 2 bestehen elektrokardiografische oder echokardiografische Veränderungen, jedoch keine klinischen Beschwerden oder Leistungsschwäche, weshalb es auch als okkultes Stadium bezeichnet wird. Im Stadium 3 ist die Krankheit auch für den Besitzer apparent, da nun Zeichen eines kongestiven Herzversagens bestehen [23]. Es herrscht Uneinigkeit, ob nicht besser das Stadium 1 als das okkulte bezeichnet werden sollte, da im Stadium 2 durchaus Veränderungen nachweisbar sind. Stadium 1 und 2 können über Jahre hinweg mit langsamer Progression bestehen. Stadium 3, in welchem bei der Mehrzahl der Hunde erstmals die Diagnose gestellt wird, verläuft dagegen vergleichsweise kurz.

Die klinische Untersuchung asymptomatischer Tiere ergibt meist keinen Befund. Eventuell fallen bei der Auskultation einzelne Extrasystolen auf, oder es kann ein leises Mitralgeräusch bestehen. Das Fehlen jeglicher Auffälligkeiten bei der klinischen Untersuchung ist beim kompensierten Patienten in der okkulten Phase jedoch die Regel.

Bei dekompensierten Patienten sind Dyspnoe und Hüsteln durch ein Lungenödem und/oder ein Thoraxerguss vorherrschend, bei Rechtsherzversagen kommt es zu Aszites. In diesem Stadium fallen auch häufiger schwerere Arrhythmien auf, bei denen es sich um Vorhofflimmern oder ventrikuläre Extrasystolen oder ventrikuläre Tachykardien handeln kann. Dann ist auch ein Pulsdefizit tastbar. Das Auftreten von Vorhofflimmern kann bei einer vormals stabilen Kreislaufsituation die Ursache für eine akute Dekompensation sein. Patienten mit Körperhöhlenergüssen, Lungenödem und Tachyarrhythmien sind als Notfälle zu betrachten und bedürfen einer sofortigen Behandlung.

Ein weiterer möglicher Grund für eine tierärztliche Vorstellung sind Synkopen, die auf eine elektrische Instabilität der Herzfunktion hindeuten. In der Regel handelt es sich bei der dilatativen Kardiomyopathie um paroxysmale supraventrikuläre oder ventrikuläre Tachyarrhythmien mit sehr hohen Ventrikelfrequenzen (bis zu 300/min). Bradykarde Rhythmusstörungen oder Blockierung sind selten, aber nicht ausgeschlossen [82, 83]. Die tachykarden Rhythmusstörungen können zu einem plötzlichen Herztod führen, was v.a. beim Boxer und Dobermann das erste und einzige Symptom einer dilatativen Kardiomyopathie sein kann.

6.5
Klinische Untersuchung

6.5.1 EKG

Die elektrokardiografische Untersuchung besitzt bei der dilatativen Kardiomyopathie eine größere Bedeutung als bei der degenerativen Klappenkrankheit. Wie bereits erwähnt, kommen tachykarde Rhythmusstörungen bei dekompensierten Patienten häufig vor. Es muss zwischen supraventrikulären und ventrikulären Formen unterschieden werden, da diese unterschiedlich behandelt werden. Die wichtigste supraventrikuläre Tachyarrhythmie ist das Vorhofflimmern, das meist in Kombination mit vergrößerten Atrien auftritt. Zu den ventrikulären Arrhythmien zählen Kammerextrasystolen variabler Häufigkeit bis hin zur ventrikulären Tachykardie. Die Unterscheidung ist auskultatorisch nicht sicher möglich. Wenn sich ventrikuläre Tachykardien etablieren oder sogar maligne Konfigurationen zeigen („R-auf-T"-Phänomen oder Kammerflattern), ist eine gesonderte antiarrhythmische Therapie indiziert, da die Wahrscheinlichkeit für Synkopen oder einen plötzlichen Herztod hoch ist. Bei einzelnen, auch gehäuft auftretenden Kammerextrasystolen kann zunächst einmal die Wirkung der Grundtherapie abgewartet werden.

Noch bevor echokardiografische Veränderungen auftreten, sind beim Boxer und Dobermann einzelne ventrikuläre Extrasystolen ein erstes Anzeichen für die Krankheit. Das entspräche somit einem frühen Stadium 2. Diese ventrikulären Extrasystolen sind selten und werden mit dem normalen EKG-Streifen nur zufällig entdeckt. Über ein Zeitintervall von 24 h werden mit einem **Langzeit-EKG (Holter-EKG)** bei diesen Hunden 50–100 Extrasystolen oder mehr gefunden. Das entspricht etwa einer Extrasystole alle 15–30 min. Sie treten aber nicht regelmäßig auf, sodass auch ein 5-minütiges EKG nicht ausreichend sensitiv für die Diagnose wäre [32]. Das Holter-EKG gilt somit als Goldstandard für die Frühdiagnostik beim Dobermann.

Bei den Riesenrassen kann **Vorhofflimmern** ohne atriale Vergrößerung auftreten (sog. primäres Vorhofflimmern oder „lone atrial fibrillation"), also auf der Basis eines echokardiografisch unveränderten Herzens. Dabei besteht meist eine normofrequente Ventrikelfrequenz um 100–120/min, weil keine Aktivierung des sympathischen Nervensystems besteht. Diese Form ist auskultatorisch weit weniger auffällig als die schnelle Form, weshalb sie klinisch leicht übersehen werden kann. Es bestehen auch dabei ein Pulsdefizit und eine wechselnde Pulsqualität. Gerade in solchen Fällen kann eine Kardioversion, also eine Rückführung in einen Sinusrhythmus versucht werden. Die Indikation dazu unterliegt jedoch der Diskussion, da die Prozedur aufwendig ist und nicht bei jedem Hund ein Sinusrhythmus zu etablieren ist oder es zu baldigen Rezidiven kommt. Der Autor verweist dazu auf die Spezialliteratur und empfiehlt die Überweisung zu einem damit erfahrenen Kardiologen [45–47, 94, 95].

Länger bestehendes primäres Vorhofflimmern führt zu einer Vergrößerung des linken Atriums, sodass zu einem späteren Zeitpunkt das Benennen von

"Henne oder Ei" nicht mehr möglich ist. Manche Hunde mit primärem Vorhofflimmern entwickeln im Laufe der Zeit eine klassische dilatative Kardiomyopathie und/oder hochgradige Mitralinsuffizienzen.

Primäres Vorhofflimmern wird speziell beim Irischen Wolfshund jedoch als Frühzeichen einer DCM angesehen. Die Überlebenszeit der betroffenen Hunde ist mit 2,7 Jahren tendenziell sogar etwas kürzer als bei Hunden mit sekundärem Vorhofflimmern aufgrund von DCM (3,4 Jahre), wie in einer Studie mit 37 Irischen Wolfshunden mit primärem Vorhofflimmern und 62 Hunden mit Vorhofflimmern und DCM gezeigt werden konnte [30]. In einer anderen Studie mit gemischten Hunderassen wiesen die Tiere mit primärem Vorhofflimmern dagegen eine signifikant längere Überlebenszeit als Tiere mit sekundärem Vorhofflimmern auf [45]. Primäres Vorhofflimmern besitzt bei den einzelnen Rassen daher eine unterschiedliche prognostische Bedeutung.

Große Hunde mit vergrößerten Vorhöfen sind einem erhöhten Risiko für sekundäres Vorhofflimmern ausgesetzt (**Abb. 6.1**). Eine Kardioversion ist bei Vorhofflimmern mit vergrößerten Atrien nicht indiziert, stattdessen ist das therapeutische Ziel die medikamentöse Kontrolle der erhöhten Ventrikelfrequenz. Diese liegt bei sekundärem Vorhofflimmern und Herzinsuffizienz meist über 170/min. Bei medikamentöser Kontrolle der Herzfrequenz hat die Kombination DCM mit sekundärem Vorhofflimmern gegenüber DCM mit Sinusrhythmus beim Irischen Wolfshund keine signifikante Auswirkung auf die Überlebenszeit [30].

6.5.2 Röntgen

Wie auch bei der Mitralendokardiose liefert das Röntgenbild Informationen über Herzgröße, Lungenzeichnung und Gefäße (**Abb. 6.2** u. **Abb. 6.3**). Ein Lungenödem und eine Pulmonalvenenstauung stellen sich wie bei der MI dar. Während bei den kleinen Hunderassen die Herzgröße häufig überinterpretiert wird, stellt sich eine Kardiomegalie bei einem Dobermann weniger dramatisch dar. Dies liegt an den Unterschieden in Herz- und Thoraxform zwischen den Rassen. Durch Serienaufnahmen über längere Zeit kann beim einzelnen Patienten eine Herzvergrößerung zuverlässiger erkannt werden.

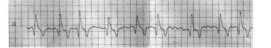

▶ **Abb. 6.1** EKG-Ableitung II eines Bernhardinerrüden mit dekompensierter DCM. Das EKG zeigt Vorhofflimmern mit verbreiterten QRS-Komplexen, HF 140/min (50 mm/s, 20 mm/mV).

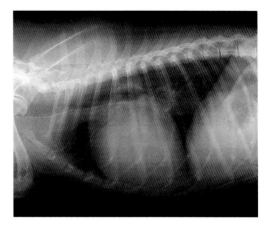

▶ **Abb. 6.2** Röntgenaufnahme eines englischen Cockerspanielrüden (12 kg) mit asymptomatischer DCM (ISACHC Ib). Herzwirbelsumme 12,3. Echokardiografie: Verkürzungsfraktion 21%, diastolischer Kammerdurchmesser 56 mm, systolischer 44 mm (Norm 35/23 mm), sekundäre Mitralinsuffizienz, Verhältnis Vorhof zu Aorta 2,5.

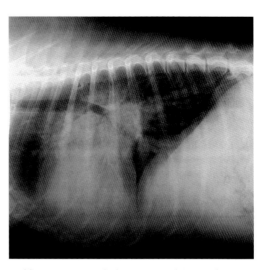

▶ **Abb. 6.3** Röntgenaufnahme einer 8-jährigen Dobermannhündin (32 kg) mit dekompensierter DCM. Echokardiografie: Verkürzungsfraktion FS 13%, linker Ventrikel diastolisch 63 mm/systolisch 55 mm (norm. bis 46/38 mm); Verhältnis Vorhof zu Aorta 2,5 (vgl. **Abb. 6.5**).

Bei dekompensierten Patienten mit einem Thoraxerguss ist die Beurteilung thorakaler Strukturen erheblich erschwert bis unmöglich. Anhand des trachealen Verlaufes kann annäherungsweise auf die Herzgröße geschlossen werden. Unabhängig von der Ursache erfordert ein klinisch relevanter Thoraxerguss eine Thorakozentese, vorzugsweise unter sonografischer Kontrolle.

Erneute Röntgenaufnahmen nach möglichst vollständiger Ergusspunktion können dann weiteren Aufschluss über die Ursache ergeben, sofern diese nicht schon sonografisch gefunden wurde. Ein Thoraxerguss ist in der Regel Hinweis auf ein biventrikuläres Myokardversagen, während isoliertes Linksherzversagen beim Hund nur zu einem Lungenödem führt und isoliertes Rechtsherzversagen nur zu Aszites.

6.5.3 Echokardiografie

Die echokardiografischen Kriterien einer dilatativen Kardiomyopathie betreffen immer den linken Ventrikel, manchmal beide Herzkammern. Eine Ausnahme ist die ARVC des Boxers, bei der isolierte rechtsventrikuläre Wandveränderungen bestehen können.

Die weiteren Ausführungen beziehen sich auf die klassische, linksventrikuläre Form.

Da die Krankheit durch eine verminderte Kontraktilität gekennzeichnet ist, beginnen die Veränderungen mit einem vergrößerten endsystolischen Durchmesser. Es folgt praktisch zeitgleich eine kompensatorische Vergrößerung des diastolischen Volumens und dadurch des diastolischen Durchmessers. Die Verkürzungsfraktion kann unverändert oder leicht vermindert (20–25%) sein. Diese Kompensation (Frank-Starling-Mechanismus) mit einer exzentrischen Hypertrophie des Myokards hält das Herzminutenvolumen über lange Zeit aufrecht, sodass keine Anzeichen einer Herzkrankheit erkennbar sind (okkulte Phase, Stadium 2 mit echokardiografischen Veränderungen). Weitere echokardiografische Veränderungen folgen proportional: links- oder biatriale Vergrößerung, Zunahme des EPSS-Wertes, Veränderung der systolischen Zeitintervalle, verminderter Aortenfluss, verminderte prozentuale Myokardverdickung, sekundäre Mitralinsuffizienz. Im weiteren Verlauf verändern sich die Parameter kontinuierlich, bei einer Verkürzungsfraktion <15% beginnen die Patienten symptomatisch zu werden.

Für die dilatative Kardiomyopathie wurden Leitlinien zur Diagnose publiziert, die auch ein echokardiografisches Punktesystem enthalten [51]. Zu den Hauptkriterien gehören ein verminderter Sphärizitäts-Index (ventrikuläre Länge/Durchmesser <1,65), eine Verkürzungsfraktion <20% und eine Ejektionsfraktion <40% (basierend auf der Simpson-Methode). Für einige Rassen sind auch eigene Grenzwerte bekannt: Dobermänner mit Kammerdurchmesser >46 mm diastolisch oder 38 mm systolisch sind verdächtig für eine okkulte Kardiomyopathie (**Abb. 6.4**). Für größere Tiere >37 kg gelten etwas höhere Werte (49 mm bzw. 42 mm). Als prognostisch bedeutsamer Echoparameter hat sich beim Dobermann die Dezelerationszeit des frühen transmitralen Einstroms (DT_E) erwiesen. Der Parameter ist ein Maß für die diastolische Funktion. In einer

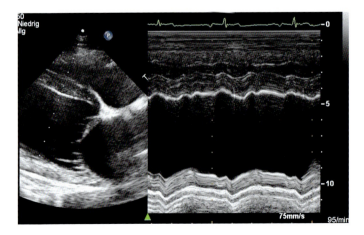

▶ **Abb. 6.4** M-Mode des linken Ventrikels eines 8-jährigen Dobermannrüden (48 kg) mit okkulter DCM. Verkürzungsfraktion 17%, diastolischer Kammerdurchmesser 55 mm, systolischer 46 mm, linkes Atrium nicht vergrößert. Das 24-h-EKG ergab 66 ventrikuläre Extrasystolen. Der Hund war gut belastbar und zeigte keine Zeichen einer Herzschwäche.

Studie mit 30 Dobermännern war eine Verkürzung dieses Zeitintervalls mit zunehmendem Krankheitsstadium nachweisbar. Diese Beobachtung gilt vermutlich nicht für alle Rassen [69].

Vom Ausgangspunkt im okkulten Stadium der DCM sind 3 Szenarien denkbar.
- Es treten paroxysmale Rhythmusstörungen mit der Folge von Synkopen oder plötzlichem Herztod auf. Das ist häufig beim Boxer oder Dobermann der Fall. In einer europäischen Studie wurde die Häufigkeit von plötzlichem Herztod beim Dobermann mit 33% angegeben. Das entsprach 7 von 21 Hunden mit DCM, 4 davon befanden sich noch im okkulten Stadium [7]. Andere Rassen weisen eine weitaus niedrigere Häufigkeit von plötzlichem Herztod auf, und es kommt zu einem der beiden folgenden Verläufe:
- Es etabliert sich eine dauerhafte, meist supraventrikuläre Tachyarrhythmie (Vorhofflimmern mit schneller Ventrikelfrequenz > 170/min), was eine Destabilisierung der Hämodynamik mit klinischer Dekompensation zur Folge hat. Dies ist der typische Verlauf bei den Riesenrassen (**Abb. 6.5**).
- Zuletzt kann die Kompensation aber auch mit ungestörtem Rhythmus so lange bestehen, bis keine weitere Ausschöpfung der exzentrischen Hypertrophie und des Frank-Starling-Mechanismus mehr möglich ist. Die Folge ist ein steigender diastolischer Druck durch mangelnde Compliance des linken Ventrikels. Dadurch steigt auch der Druck in den Pulmonalvenen, wodurch es zu einem Lungenödem kommt (kongestives Versagen, Stadium 3 der Krankheit). Das Myokardium wird in dieser fortgeschrittenen Phase durch den erhöhten Füllungsdruck nun auch passiv gedehnt (dilatiert), da kein aktives Längenwachstum der Myozyten mehr stattfindet. Durch diese Dilatation kann die Herzwand tatsächlich auch dünner werden. Der namensgebende Mechanismus für diese Krankheit findet somit erst im Endstadium statt (**Abb. 6.5**).

6.5.4 Labor

In den letzten Jahren wurden in der tiermedizinischen Diagnostik 2 kardiale Parameter etabliert: Troponine und natriuretische Peptide [50].

Kardiales Troponin ist ein Parameter für die Integrität der Zellmembran der Myozyten, vergleichbar mit bestimmten Transaminasen in der Diagnostik von Leberkrankheiten. Es handelt sich um eine Gruppe von Proteinen (Troponin I, C und T), die die elektromechanische Kopplung bei der Kontraktion steuern. Bei Zerstörung der Zellen oder Kompromittierung der Membranen leckt es ungeachtet der auslösenden Ursache in den Blutstrom und ist diagnostisch verwertbar. Es ist aus diesen Gründen kein Parameter für die Herzfunktion. Der Vorteil der Troponinproteine sind deren hohe Spezifität für einen Myokardschaden [38]. Zur Diagnostik beim Hund hat sich cTnI durchgesetzt [37]. Der Referenzbereich wird in verschiedenen Publikationen mit <0,1 ng/ml (Median 0,02 bzw. 0,03 ng/ml) angegeben [58, 91, 92], offenbar gibt es aber Rasseunterschiede. Beim Dobermann und beim Greyhound wurden signifikant höhere Referenzwerte für cTnI (Dobermann median 0,05 vs. 0,02 ng/ml, Greyhound 0,05–0,16 ng/ml) als bei anderen Rassen gefunden [35, 57].

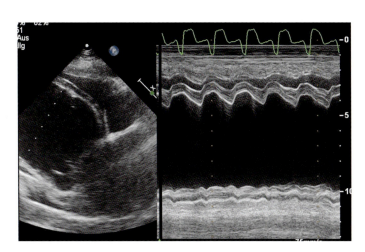

▶ **Abb. 6.5** Linksventrikulärer M-Mode der Dobermannhündin aus **Abb. 6.3** (dekompensierte DCM). Verkürzungsfraktion FS 13%, linker Ventrikel diastolisch 63 mm/systolisch 55 mm; Verhältnis Vorhof zu Aorta 2,5. Das EKG zeigt regelmäßige breite QRS-Komplexe in Rechtsschenkelblock-Konfiguration, vermutlich ventrikuläre Tachykardie. HF 200/min.

Bei Hunden korreliert ein Anstieg beispielsweise mit dem Schweregrad der EKG-Veränderungen nach Magendrehung und kann prognostisch verwendet werden [36], er ist aber nicht spezifisch für eine bestimmte Herzkrankheit oder Ätiologie [48, 49, 56, 91, 93].

Auch bei der dilatativen Kardiomyopathie kommt es bereits vor dem Auftreten echokardiografischer Veränderungen zu histologisch erkennbaren Zellschäden, wie Untersuchungen an Neufundländern ergeben haben [39]. Insofern bietet sich Troponin I als ein entsprechender Marker für diesen kontinuierlichen Zellschaden an. Da in dieser Phase der Krankheit noch keine atriale oder ventrikuläre Volumenüberlastung oder exzentrische Hypertrophie vorkommt, ist noch keine Erhöhung der Funktionsparameter (natriuretische Peptide) zu erwarten. In einer Studie am Dobermann korrelierte der Troponinwert linear mit dem Stadium der DCM. Zur Erkennung der Krankheit wies der Parameter bei einem Cut-off-Wert von 0,29 ng/ml eine Spezifität von 83 %, aber nur eine mäßige Sensitivität auf (68 %), sodass es die konventionelle Untersuchung mit 24-h-EKG und Ultraschall nicht ersetzen kann [33].

Die **natriuretischen Peptide** ANP und BNP werden bei einer erhöhten atrialen bzw. ventrikulären Wandspannung aufgrund einer Volumen- oder Drucküberlastung freigesetzt. Darüber hinaus führen auch Rhythmusstörungen sowie die neurohumorale Aktivierung bei Herzkrankheiten zu deren Freisetzung. Es hat sich die Bestimmung des inaktiven N-terminalen Metabolitenfragments wegen dessen längerer Halbwertszeit durchgesetzt **(Nt-proBNP)**. BNP ist ein quantitativer Parameter, d. h., an der Höhe des Wertes lässt sich der Grad der Herzinsuffizienz abschätzen [53]. Beim Hund ließen sich anhand des Nt-proBNP-Wertes Patienten mit Atemnot aufgrund Herzinsuffizienz entsprechend gut von Hunden mit primären Lungenkrankheiten unterscheiden [55], der Wert muss jedoch unter Kenntnis der Nierenfunktion interpretiert werden, da er mit dem Kreatininwert korreliert [54]. Sensitivität und Spezifität für Herzkrankheiten (nur DCM, MVD) und einer Kontrollgruppe von gesunden Hunden wurden bei einem Cut-off-Wert von > 445 pmol/l mit 83,2 % bzw. 90 % angegeben [52]. Welche Faktoren (Rasse, Stress) und welche kardialen und nicht kardialen Krankheiten zu weniger guten Ergebnissen führen, unterliegt noch der Untersuchung. Die Ergebnisse älterer Studien sind durch Änderungen am Testkit möglicherweise nicht mit neueren Ergebnissen vergleichbar. Bislang konnten Werte > 450 pmol/l als eine Aufforderung zu einer weiteren kardiologischen Abklärung verstanden werden. Referenzbereich, Substrat und Stabilisierung der Proben sollten mit dem jeweiligen Labor abgestimmt werden. Für den Cardiopet® proBNP (z. B. IDEXX Vet Med Labor, Ludwigsburg) gelten derzeit beim Hund die in **Tab. 6.1** aufgeführten Nt-proBNP-Grenzwerte, unabhängig von der zugrunde liegenden Herzkrankheit.

Wie bisherige Untersuchungen in Deutschland an 84 Patienten mit unterschiedlichen Herzbefunden ergeben haben, können bei grundsätzlich guter Korrelation trotzdem einzelne Patienten sowohl mit falsch erhöhten als auch falsch niedrigen Werten auftreten [60]. Eine pulmonale Hypertension kann zu hohen Werten führen, bei einer Perikardkrankheit steigen die Werte dagegen nicht an. Insbesondere eine pulmonale Hypertension kann zu hohen Werten, eine Perikardkrankheit dagegen zu falsch niedrigen Werten führen. Der Parameter ist daher als Baustein, aber nicht als Schlüssel zur Diagnose einer Herzkrankheit anzusehen.

▶ **Tab. 6.1** Grenzwerte für den Cardiopet® proBNP (früher ELISA VETSIGN™ Canine CardioSCREEN Nt-proBNP, Quelle: IDEXX Vet Med Labor, Ludwigsburg; Stand 08/2010).

Nt-proBNP	Aussage
< 900 pmol/l	Die Wahrscheinlichkeit, dass die klinischen Symptome (d. h. respiratorische Symptome und/oder Leistungsintoleranz) durch eine Herzinsuffizienz bedingt sind, ist gering. Weitere Differenzialdiagnosen sollten abgeklärt werden.
900–1 800 pmol/l	Eine Nt-proBNP-Konzentration in diesem Bereich erlaubt keine Unterscheidung der klinischen Symptome in kardiale und nichtkardiale Ursachen. Zur Eingrenzung der Ursache werden weitere diagnostische Schritte empfohlen.
> 1 800 pmol/l	Die Wahrscheinlichkeit, dass die klinischen Symptome (d. h. respiratorische Symptome und/oder Leistungsintoleranz) durch eine Herzinsuffizienz bedingt sind, ist hoch. Eine weitere kardiologische Aufarbeitung des Patienten wird empfohlen.

6.6 Therapie

6.6.1 Therapie im asymptomatischen Stadium

Die Diagnose der Krankheit im asymptomatischen Stadium ist aufwendiger im Vergleich zur Mitralendokardiose, zudem ist die Krankheit seltener. Aus diesen Gründen gibt es weniger Studien für dieses Krankheitsstadium als bei der Mitralendokardiose.

ACE-Hemmer

Eine retrospektive Studie wertete bei 73 Dobermannpinschern im okkulten Stadium der DCM den Einfluss einer Behandlung mit Benazepril auf den Endpunkt overte DCM aus. Die Auswahl der Patienten erfolgte unter anderem auf Basis von echokardiografischen Parametern (linksventrikulärer Durchmesser >49 mm in Diastole und >42 mm in Systole). Unter dem Endpunkt overte DCM wurden 3 mögliche Ereignisse verstanden: kongestives Herzversagen, plötzlicher Herztod oder Synkopen. In der Gesamtbetrachtung erreichten die 45 Hunde der Benazeprilgruppe den Endpunkt nach median 425 Tagen, die 28 unbehandelten Hunde dagegen nach 339 Tagen. Dieser Unterschied war statistisch signifikant (p = 0,02). Auch das Risiko, den Endpunkt zu erreichen, war für die Benazeprilgruppe um 55 % signifikant vermindert (HR = 0,45). Betrachtete man die möglichen Endpunktereignisse kongestives Herzversagen oder plötzlicher Herztod jedoch isoliert voneinander, ergab sich kein signifikanter Unterschied mehr zwischen den behandelten und unbehandelten Tieren. Die Autoren schreiben die fehlende Signifikanz der kleinen Gruppengröße zu, die durch die gesonderte Endpunktbetrachtung entsteht [61].

> **🅣 Therapieempfehlung**
> Die genannte Untersuchung ist derzeit die einzige Empfehlungsgrundlage für eine Therapie mit ACE-Hemmern im asymptomatischen Stadium der DCM. Die Aussagekraft ist limitiert, da es sich um eine unkontrollierte retrospektive Studie mit nur einer Hunderasse und kleinen Fallzahlen handelt. Auch wenn bei der okkulten DCM eine Aktivierung des RAAS nicht sicher nachgewiesen werden konnte, ist aufgrund der Ergebnisse eine Wirksamkeit der ACE-Hemmertherapie in diesem Stadium sehr wahrscheinlich. **L**

Pimobendan

Bei Irischen Wolfshunden im präklinischen Stadium der DCM (ISACHC-Stadium I) wurde die Wirkung einer Monotherapie mit Pimobendan oder Benazepril oder Methyldigoxin verglichen, eine Placebogruppe oder Gruppe mit unbehandelten Tieren gab es nicht. Die Zwischenanalyse der noch laufenden Studie ergab für die Pimobendangruppe bei lediglich einem Patienten nach 52 Monaten eine Progredienz der Krankheit. Dem gegenüber standen 20 bzw. 30 % Therapieversager in der Digoxin- und Benazeprilgruppe (Gesamt n = 65). In der Pimobendangruppe kam es bei einem höheren Anteil der Tiere zu einer länger dauernden Normalisierung der Größe und Funktion des linken Ventrikels (reverse remodeling) als in den beiden anderen Therapiegruppen [89, 90].

> **🅣 Therapieempfehlung**
> Für Pimobendan lässt sich bei der Kardiomyopathie des Irischen Wolfshunds eine günstige Wirkung im präklinischen Stadium ableiten. Es ist keine erhöhte Inzidenz von Fällen mit plötzlichem Herztod nachweisbar, sodass grundsätzlich eine Therapieempfehlung ausgesprochen werden kann.

6.6.2 Therapie im Stadium der Herzinsuffizienz

ACE-Hemmer

Wie bereits bei der Besprechung der Mitralendokardiose aufgeführt, untersuchten die 3 Enalapril-Studien COVE, IMPROVE und LIVE sowie die Benazepril-Studie BENCH gemischte Patientengruppen (Literaturangaben s. S. 40). In den kurzangelegten Studien COVE und IMPROVE ergab sich eine Verbesserung der klinischen Parameter durch Enalapriltherapie für die Gruppe der DCM-Hunde. In der LIVE-Studie ließ sich für die mit Enalapril behandelte DCM-Gruppe keine signifikante Veränderung gegenüber der Placebogruppe in der Zeit bis zum Endpunkt der Studie (143 vs. 57 Tage, p = 0,06) feststellen (**Abb. 6.6**).

Auch in der BENCH-Studie konnte für die 37 Hunde mit DCM keine signifikante Verlängerung bis zum Endpunkt der Studie durch Enalapril nachgewiesen werden (Enalaprilgruppe 394 Tage, Placebogruppe 164 Tage, p = 0,66)

Damit konnten 2 Studien keine signifikante Verlängerung der Zeit bis zum definierten Endpunkt der Studien durch eine Therapie mit ACE-Hemmern für

6 Dilatative Kardiomyopathie des Hundes

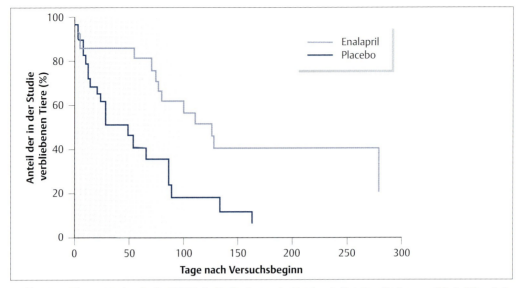

▶ **Abb. 6.6** Zeit bis zum Endpunkt der LIVE-Studie für die Gruppe der Hunde mit dilatativer Kardiomyopathie (mittlere Zeit Enalaprilgruppe 153 Tage, Placebogruppe 57 Tage, p = 0,06) (Quelle: Ettinger SJ, Benitz AM, Ericsson GF et al.: Effects of enalapril maleate on survival of dogs with naturally acquired heart failure. The Long-Term Investigation of Veterinary Enalapril (LIVE) Study Group. J Am Vet Med Assoc 1998; 213: 1573–1577).

Hunde mit symptomatischer DCM nachweisen. Die Patientenzahl mit DCM war in beiden Studien deutlich geringer als die Patienten mit MI. Das statistische Ergebnis könnte erst bei höherer Patientenzahl signifikant ausfallen. Werden jedoch sehr viele Patienten benötigt, um den statistischen Unterschied einer Therapie darzustellen, kann grundsätzlich von einer geringen Wirksamkeit ausgegangen werden. Es war aber auch keine fehlende Wirkung nachweisbar. Der grafische Verlauf der Kaplan-Meier-Kurve deutet auf eine Wirksamkeit der ACE-Hemmer bei dieser Krankheit hin, genauso wie Daten aus humanmedizinischen Untersuchungen. Nicht zuletzt zeigte sich eine Wirksamkeit für ACE-Hemmer in der retrospektiven Studie für das asymptomatische Stadium [61].

🛈 Therapieempfehlung

Die Therapie mit ACE-Hemmern bei dekompensierter DCM kann empfohlen werden, klinische Beschwerden und Lebenszeit werden verbessert. Die Ergebnisse ohne statistische Signifikanz sind jedoch eine Erinnerung daran, dass wir bei Therapieentscheidungen oftmals das wahrscheinlich und nicht das bewiesenermaßen lebensverlängernde Medikament verwenden. Eine fehlende statistische Signifikanz ist unter diesem Aspekt jedoch nicht gleichbedeutend mit fehlender klinischer Signifikanz.

Pimobendan

Über die Wirksamkeit von Pimobendan im Stadium der Herzinsuffizienz gibt es 3 Studien, 2 davon exklusiv für Hunde mit DCM. Eine kleine kontrollierte Studie untersuchte lediglich 10 Dobermänner und 10 englische Cockerspaniels, bei denen Pimobendan oder Placebo als Add-In zur klassischen Tripeltherapie mit Digoxin, Enalapril und Furosemid gegeben wurde [62]. Für beide Rassen ergaben sich signifikante klinische Verbesserungen (gemessen am NYHA-Stadium). Hinsichtlich der Überlebenszeit ergaben sich Unterschiede zwischen den beiden untersuchten Rassen. Für den Dobermann ließ sich mit Pimobendan eine signifikant längere Überlebenszeit nachweisen (329 Tage mediane Überlebenszeit vs. 50 Tage für Placebo). Bei den Cockerspaniel war der Unterschied nicht signifikant (1037 Tage für die Pimobendangruppe und 537 Tage für die Placebogruppe). Dies mag daran gelegen haben, dass die Laufzeit der Untersuchung vermutlich nicht lang genug war für den Endpunkt Tod durch Herzversagen in der Cockerspaniel-Gruppe. Am Ende der Studie lebten noch 6 von 10 Hunden. Die Studie ist limitiert durch ihre geringen Fallzahlen, wodurch sich Unterschiede in der Gruppenzusammensetzung stärker auswirken. So befanden sich 3 Hunde mit Vorhofflimmern in der Placebogruppe, aber nur einer in der Pimobendangruppe. Trotzdem kann aufgrund der Egebnisse davon ausgegangen werden,

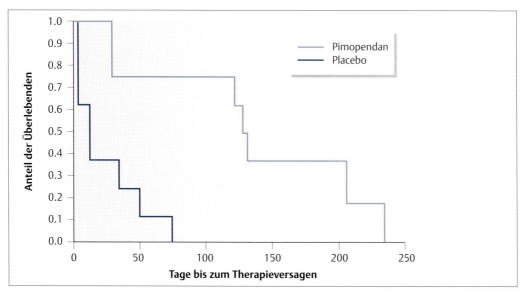

▶ **Abb. 6.7** Mediane Überlebenszeit der je 8 Dobermänner mit Placebo oder Pimobendan-Therapie (14 vs. 130,5 Tage, p = 0,002) (Quelle: O'Grady MR, Minors SL, O'Sullivan ML et al.: Effect of pimobendan on case fatality rate in Doberman Pinschers with congestive heart failure caused by dilated cardiomyopathy. J Vet Intern Med 2008; 22: 897–904).

dass Pimobendan die Lebensqualität bei herzinsuffizienten Hunden mit DCM verbessert und beim Dobermann die Überlebenszeit verlängert. Die zu Beginn der Pimobendaneinführung laut gewordenen Befürchtungen, dass auch dieser Phosphodiesterase-Hemmer zu erhöhter Mortalität durch plötzlichen Herztod führt, wurde durch diese wie auch alle anderen Studien entkräftet.

Die randomisierte, verblindete Pitch-Studie verglich Pimobendan mit Benazepril, eine dritte Gruppe erhielt beide Medikamente zusammen. 125 Hunde wurden in die Studie aufgenommen, 81 davon mit DCM, jedoch wurden die Ergebnisse nicht immer getrennt für die beiden Gruppen angegeben. Da die DCM-Gruppe 77 % der Hunde umfasste, kann das Ergebnis vermutlich auf diese Krankheitsgruppe angewendet werden. In der 4-wöchigen Studiendauer ergaben sich signifikante klinische Verbesserungen für die beiden Gruppen mit Pimobendantherapie. In der anschließenden optionalen Langzeituntersuchung ergab sich für die Pimobendangruppe ebenfalls eine signifikant längere Überlebenszeit. Für die initiale 4-wöchige Studiendauer wurde für die Hunde mit DCM die Zahl der „Drop-outs" wie folgt angegeben: Benazeprilgruppe 8 von 24 (33 %), Pimobendangruppe 4 von 32 (13 %), Gruppe mit beiden Medikamenten 2 von 25 (8 %). Die Gruppe mit beiden Medikamenten hatte prozentual die geringste Drop-out-Rate.

Nach Kenntnis des Autors ist dies die einzige Studie, die diese drei Therapiegruppen miteinander verglichen hat, jedoch liegen die Daten lediglich als Abstract vor [63].

Die jüngste Studie untersuchte die Wirkung von Pimobendan vs. Placebo als Add-In zu ACE-Hemmern und Diuretika an 16 Dobermännern im Stadium der Herzinsuffizienz mit Lungenödem [64]. Hunde mit Vorhofflimmern wurden ausgeschlossen. Wegen der signifikant besseren Zwischenergebnisse für die Pimobendangruppe wurde die Studie aus ethischen Gründen nicht erweitert, sondern blieb auf diese Anzahl von Tieren begrenzt. Die Zeit bis zum Endpunkt betrug für die Pimobendangruppe 131 Tage und war damit signifikant (p = 0,002) länger als die 14 Tage der Placebogruppe (**Abb. 6.7**). Diese Ergebnisse gehen konform mit der zuvor erwähnten Studie mit Dobermännern [62].

🛈 Therapieempfehlung

Zusammenfassend kann gesagt werden, dass Pimobendan für Hunde mit DCM im Stadium der Herzinsuffizienz ein sicheres und wirksames Medikament ist, das zu einer signifikanten Verlängerung der Überlebenszeit führt, insbesondere, wenn man den Dobermann als Modell heranzieht.

Spironolacton

Bei der Mitralendokardiose wurde bereits eine Studie erwähnt, die bei einer gemischten Patientengruppe mit DCM und MI die Wirksamkeit von Spironolacton untersucht hat.

Für die Spironolactongruppe ergab sich im 6-monatigen Behandlungszeitraum eine signifikant niedrigere Herzfrequenz im Vergleich zur Placebogruppe. Diese Wirkung kann besonders für Hunde mit DCM von Bedeutung sein, da der myokardiale Saucrstoffverbrauch dann niedriger ist [66, 67]. In zwei experimentellen Studien bei Hunden mit induziertem Myokardversagen war eine günstige Wirkung einer Aldosteronblockade auf das atriale Remodeling und die atriale elektrische Stabilität nachweisbar. Die Induzierbarkeit von atrialen Tachyarrhythmien (Vorhofflimmern) war mit Aldosteronblockade signifikant geringer [70, 71]. Ob diese Ergebnisse auf Hunde mit DCM übertragbar sind, ist bislang nicht untersucht. Daraus kann eine Indikation bei Vorhofflimmern abgeleitet werden.

> **⊓ Therapieempfehlung**
> Spironolacton besitzt Eigenschaften, die sich bei Hunden mit DCM günstig auswirken. Bei der Kombination Herzinsuffizienz mit Vorhofflimmern ergeben sich ebenfalls aus tierexperimentellen Studien nachgewiesene Vorteile. Es ist weiterhin indiziert, wenn durch Furosemid und Vasodilatatoren eine Aktivierung des RAAS ausgelöst wird.

Digoxin

Da Hunde mit DCM häufig Vorhofflimmern entwickeln, besitzt dieses Medikament eine größere Bedeutung als bei den Patienten mit Mitralendokardiose. Digoxin ist das Medikament der ersten Wahl, da es im Vergleich zu anderen supraventrikulären Antiarrhythmika nicht kardiodepressiv wirkt und deshalb auch bei nicht stabilisierten Patienten gegeben werden kann. Sollte im stabilisierten Zustand noch immer die Notwendigkeit einer Frequenzsenkung bestehen, stehen weitere Medikamente wie Atenolol, Diltiazem oder Amiodaron zur Verfügung. Digoxin sollte nicht oder nur mit Vorsicht bei ventrikulären Arrhythmien angewendet werden, da es diese verstärken kann.

> **⊓ Therapieempfehlung**
> Digoxin ist bei der Kombination Herzinsuffizienz mit Vorhofflimmern indiziert.

β-Blocker

Wie bereits bei der Mitralendokardiose beschrieben, bewirkte eine Behandlung mit Metoprolol in einer unkontrollierten retrospektiven Studie eine signifikante Senkung der Herzfrequenz in der Gruppe der Hunde mit DCM [65].

Eine weitere retrospektive unkontrollierte Studie untersuchte die Wirkung von Propranolol (in Kombination mit Digoxin und Furosemid, aber ohne ACE-Hemmer) bei 62 Hunden mit DCM im stabilisierten NYHA-Stadium IV [68]. Propranolol wurde gut toleriert, nach einem Jahr lebten noch 34 % der Patienten. Die mediane Überlebenszeit von 126 Tagen und Drop-out-Rate wurde mit der Literatur verglichen und für ähnlich befunden.

In einer 4-monatigen prospektiven, placebokontrollierten Studie wurde Carvedilol als Add-In bei Hunden mit DCM im Stadium der stabilisierten Herzinsuffizienz untersucht. Das Hauptziel der Studie, der Nachweis einer verbesserten systolischen Funktion, konnte nicht erreicht werden. Bei einigen Patienten kam es sogar zu einer Verschlechterung der systolischen Funktion. Diese Auswirkung korrelierte mit der Höhe des BNP-Spiegels, d.h., bei Patienten mit hohem BNP-Spiegel musste mit einer Verschlechterung der systolischen Funktion durch Carvedilol gerechnet werden. Auch bei der Beurteilung der Lebensqualität durch den Besitzer ergaben sich keine Vorteile durch eine Carvedilol-Behandlung [72].

Dieses Ergebnis unterscheidet sich deutlich von humanmedizinischen Studienergebnissen, in denen β-Blocker bei Myokardversagen inzwischen zur Standardtherapie zählen. Möglicherweise führt die Gabe bei Hunden in einem früheren Stadium der DCM, beispielsweise dem okkulten Stadium, zu besseren Resultaten.

6.6 Therapie

> **Therapieempfehlung**   L
>
> Nach den Ergebnissen der oben genannten Studie kann die Gabe von Carvedilol im symptomatischen Stadium der DCM nicht empfohlen werden. Ob Carvedilol trotzdem zu einer längeren Überlebenszeit führt, wurde nicht untersucht und ist daher unbekannt. Die Erwartungen an Carvedilol bei Hunden mit DCM haben sich bislang nicht erfüllt.

6.6.3 Zusammenfassung und Fazit

Grundlegende Überlegungen wurden bereits bei der Mitralendokardiose zusammengefasst (s. S. 37). Hier sollen noch einmal die Besonderheiten bei der DCM dargestellt werden.

ISACHC-Stadium I Im Unterschied zur MI gibt es einige Hinweise beim Dobermann, dass eine Monotherapie mit ACE-Hemmern den Krankheitsverlauf in diesem Stadium verzögern könnte, ein vergleichbares Ergebnis wurde für Pimobendan bei Irischen Wolfshunden gefunden.

ISACHC-Stadium I bedeutet, dass echokardiografische und/oder je nach Rasse auch Veränderungen im 24-h-EKG bestehen, die als okkulte Phase der Krankheit bezeichnet werden können. Der Hundebesitzer sollte über die Möglichkeit einer Einflussnahme auf den Verlauf aufgeklärt und an der Entscheidung beteiligt werden. Beim amerikanischen Cockerspaniel, Dalmatiner, Golden Retriever und unüblichen Rassen mit DCM sollte an die Möglichkeit einer sekundären Kardiomyopathie aufgrund Carnitin- und Taurinmangels gedacht werden und der Taurinspiegel bestimmt sowie eine eine nutritive Versuchstherapie (s. o.) erwogen werden.

Bei Boxern mit Synkopen und unauffälliger kardiologischer Untersuchung kann eine ARVC vorliegen. Die Krankheit kann mit einem 24-h-EKG diagnostiziert werden, wegen des unregelmäßigen Auftretens der Arrhythmie aber nicht in jedem Fall. Eine Versuchstherapie mit Sotalol ist bei Synkopen oder schweren Arrhythmien bei noch erhaltener myokardialer Funktion sinnvoll [75]. Auch für Omega-3-Fettsäuren aus Fischöl wurde eine antiarrhythmische Wirkung für diese Indikation beim Boxer nachgewiesen [76]. Es wird eine Dosis von 40 mg/kg/d Eicosapentaensäure und 25 mg/kg/d Docosahexaensäure empfohlen [88].

ISACHC-Stadium II Die Behandlung in diesem Stadium entspricht im Wesentlichen dem der MI. Bei Furosemidgabe ist die Kombination mit Spironolacton sinnvoll. Aufgrund experimenteller Studien an Hunden kann Spironolacton möglicherweise auch das Auftreten von Vorhofflimmern bei Hunden mit DCM verhindern oder verzögern [70, 71].

Vorhofflimmern ist in diesem Stadium wahrscheinlicher als bei den Hunden mit MI.

Therapeutisches Ziel ist eine Kontrolle der Herzfrequenz, eine Kardioversion zum Sinusrhythmus ist bei vergrößerten Atrien nicht mehr indiziert. Es ist nicht bekannt, welche Herzfrequenz genau erreicht werden soll. Eine Ruheherzfrequenz < 120/min und bei leichter Belastung < 160/min wird empfohlen. Ein 24-h-EKG oder zumindest die Messung der Herzfrequenz zu Hause durch den Besitzer sind notwendig für die Entscheidung, ob neben Digoxin zusätzliche Antiarrhythmika notwendig sind (s.u.). Das EKG in der Praxis zum Zeitpunkt der Vorstellung ist dafür nicht ausreichend und überschätzt die Herzfrequenz [96]. Zuvor müssen die Herzinsuffizienz behandelt und der Patient stabilisiert worden sein.

Eine Behandlung mit Carvedilol sollte vermutlich spätestens in diesem Stadium stattfinden, möglicherweise sogar früher. Für höhere Stadien hat sich kein Vorteil für die ersten 4 Monate der Behandlung ergeben [72]. Die Therapie ist zudem durch die notwendige Titrierung, schwierige individuelle Dosisfindung und mögliche Nebenwirkungen anspruchsvoll, weshalb sie derzeit nicht allgemein empfohlen werden kann [73, 74]. Weitere Studien sollten abgewartet werden.

ISACHC-Stadium III Die meisten Hunde in diesem Stadium erhalten eine Basistherapie mit Pimobendan, ACE-Hemmern, Furosemid und Spironolacton sowie Digoxin. Bei Vorhofflimmern mit hohen Herzfrequenzen kann zusätzlich Atenolol oder Diltiazem gegeben werden. Speziell die Kombination aus Digoxin mit Diltiazem hat sich als wirksam zur Senkung der Herzfrequenz bei Vorhofflimmern erwiesen [97]. Diese Phase der Krankheit ist für Patienten mit DCM wesentlich kürzer als für Hunde mit MI. Bei Thoraxerguss ist oftmals eine wiederholte Thorakozentese notwendig.

6 Dilatative Kardiomyopathie des Hundes

Literatur

[1] **Vollmar A:** The Prevalence of cardiomyopathy in the Irish Wolfhound: A clinical study of 500 dogs. J Am Anim Hosp Assoc 2000; 36: 125–132

[2] **Meurs KM, Miller MW, Wright NA:** Clinical features of dilated cardiomyopathy in Great Danes and results of a pedigree analysis: 17 Cases (1990–2000). J Am Vet Med Assoc 2001; 218: 729–732

[3] **Dambach DM, Lannon A, Sleeper MM et al.:** Familial dilated cardiomyopathy of young Portuguese Water Dogs. J Vet Intern Med 1999; 13: 65–71

[4] **Meurs KM, Magnon AL, Spier AW et al.:** Evaluation of the cardiac actin gene in Doberman Pinschers with dilated cardiomyopathy. Am J Vet Res 2001; 62: 33–36

[5] **Kathryn M Meurs, Martina M Ederer, Joshua A Stern:** Desmosomal gene evaluation in Boxers with arrhythmogenic right ventricular cardiomyopathy. Am J Vet Res 2007; 68:1338–1341

[6] **Wiersma AC, Stabej P, Leegwater PA et al.:** Evaluation of 15 candidate genes for dilated cardiomyopathy in the Newfoundland dog. J Hered 2008; 99: 73–80

[7] **Domanjko-Petric A, Stabej P, Zemva A:** Dilated cardiomyopathy in Dobermanns, survival, causes of death and pedigree review in a related line. J Vet Cardiol 2002; 4: 17–24

[8] **Tidholm A, Jonsson L:** Dilated cardiomyopathy in the Newfoundland: a study of 37 cases (1983–1994). J Am Anim Hosp Assoc 1996; 32: 465–471

[9] **Brownlie SE, Cobb MA:** Observations on the development of congestive heart failure in Irish Wolfhounds with dilated cardiomyopathy. J Small Anim Pract 1999; 40: 371–377

[10] **Dukes-McEwan J:** Dilated cardiomyopathy (DCM) in Newfoundland dogs. Proceedings of the American College of Veterinary Internal Medicine Forum; May 24–27; Seattle (WA). Lakewood (CO): American College of Veterinary Internal Medicine 2000; 118–119

[11] **Philipp U, Vollmar A, Distl:** Evaluation of the titin-cap gene (TCAP) as candidate for dilated cardiomyopathy in Irish Wolfhounds. Anim Biotechnol 2008;19: 231–236

[12] **Martin M, Stafford Johnson M, Celona B:** Canine dilated cardiomyopathy: a retrospective study of signalment, presentation and clinical findings in 369 cases. J Small Anim Pract 2008; 49: 23–29

[13] **Montoya JA:** Dilated Cardiomyopathy: Sexual and breed-related differences. Proceedings of the WSAVA 2002 Congress, October 3–6, Granada, Spain; 55–56

[14] **Keene BW, Panciera DP, Atkins CE et al.:** Myocardial L-carnitine deficiency in a family of dogs with dilated cardiomyopathy. J Am Vet Med Assoc 1991; 198: 647–650

[15] **Frater JL:** A possible case of L-carnitine-responsive cardiomyopathy in a Boxer. Aust Vet Pract 2002; 32: 55–59

[16] **Meurs K, Spier A, Miller M:** Familial ventricular arrhythmias in Boxers. J Vet Intern Med 1999; 13: 437–439

[17] **Meurs K, Baumwart R, Atkins CE et al.:** Myocardial dysfunction in Boxer Dogs with tachyarrhythmias. Proceedings of the 2003 ACVIM Forum; 2003

[18] **Meurs KM:** Familial arrhythmic cardiomyopathy of Boxers (ARVC). Proceedings of the 2003 ACVIM Forum; 2003

[19] **Harpster N:** Boxer cardiomyopathy. In: Kirk RW, ed. Current Veterinary Therapy VIII. Philadelphia, PA: WB Saunders; 1983: 329–337

[20] **Tidholm A, Jönsson L:** A retrospective study of canine dilated cardiomyopathy (189 cases). J Am Anim Hosp Assoc 1997; 33: 544–550

[21] **Carpenter DH, Tobias AH:** Can echocardiography predict survival in Boxers with ventricular ectopy? Proceedings of the 2004 ACVIM Forum; 2004

[22] **Basso C, Fox PR, Meurs KM et al.:** Arrhythmogenic right ventricular cardiomyopathy causing sudden cardiac death in Boxer dogs: a new animal model of human disease. Circulation 2004; 109: 1180–1185

[23] **O'Grady MR, O'Sullivan ML:** Dilated Cardiomyopathy: an update. Vet Clin Small Anim 2004; 34: 1187–1207

[24] **Tidholm A:** Survival in dogs with dilated cardiomyopathy and congestive heart failure treated with digoxin, furosemide and propranolol: A retrospective study of 62 dogs. J Vet Cardiol 2006; 8: 41–47

[25] **Tidholm A, Jönsson L:** Histologic characterization of canine dilated cardiomyopathy. Vet Pathol 2005; 42: 1–8

[26] **Vollmar A, Fox PR, Meurs KM:** Dilated cardiomyopathy in juvenile Doberman Pinschers. J Vet Cardiol 2003; 5: 23–27

[27] **Kittleson MD, Keene B, Pion PD et al.:** Results of the multicenter spaniel trial (MUST): taurine- and carnitine-responsive dilated cardiomyopathy in American cocker spaniels with decreased plasma taurine concentration. J Vet Intern Med 1997; 11: 204–211

[28] **Basso C, Fox PR, Meurs KM et al.:** Arrhythmogenic right ventricular cardiomyopathy causing sudden cardiac death in boxer dogs: a new animal model of human disease. Circulation 2004; 109: 1180–1185

[29] **Häggström J, Boswood A, O'Grady M et al.:** Effect of pimobendan or benazepril hydrochloride on survival times in dogs with congestive heart failure caused by naturally occurring myxomatous mitral valve disease: The QUEST Study. J Vet Internal Med 2008; 22: 1124–1135

[30] **Vollmar AC, Fox PR, Keene BW:** Einfluss der initialen Diagnose (Vorhofflimmern, DCM, kongestives Herzversagen) auf die Survival bei 146 Irischen Wolfshunden mit Kardiomyopathie. 17. Jahrestagung der FG Innere Medizin und klinische Labordiagnostik (InnLab) der DVG. 31. Januar/1. Februar 2009, Berlin (Abstract)

[31] **Schulze A, Killich M, Butz V et al.:** Prävalenz der Kardiomyopathie des Dobermanns in verschiedenen Altersgruppen. 17. Jahrestagung der FG Innere Medizin und klinische Labordiagnostik (InnLab) der DVG. 31. Januar/1. Februar 2009, Berlin (Abstract)

[32] **Schulze A, Hartmann K, Wess G:** Korrelation und prädikativer Wert des 5-Minuten-EKGs im Vergleich zum 24-Stunden-EKG (Holter) in der Diagnostik der Dobermann-Kardiomyopathie. 16. Jahrestagung der FG Innere Medizin und klinische Labordiagnostik (InnLab) der DVG. 2./3. Februar 2008, Gießen (Abstract)

[33] **Simak J, Killich M, Butz V et al.:** Kardiales Troponin I in der Diagnostik der dilatativen Kardiomyopathie beim Dobermann. 16. Jahrestagung der FG Innere Medizin und klinische Labordiagnostik (InnLab) der DVG. 2./3. Februar 2008, Gießen (Abstract)

[34] **Roberts R, Morris D, Craig MP et al.:** Pathophysiology, recognition, and treatment of acute myocardial infarction and its complications. In: Schlant RC, Alexander RW, eds. Hurst's The Heart. Ed 8, New York: McGraw-Hill; 1994

[35] **Oyama MA, Solter PF, Prosek R et al.:** Cardiac troponin I levels in dogs and cats with cardiac disease. Proceedings of the 2003 ACVIM Forum; 2003

[36] **Schober KE, Cornand C, Kirbach B et al.:** Serum cardiac troponin I and cardiac troponin T concentrations in dogs with gastric dilatation-volvulus. J Am Vet Med Assoc 2002; 221: 381–388

[37] **Schober KE, Kirbach B, Oechtering G:** Noninvasive assessment of myocardial cell injury in dogs with suspected cardiac contusion. J Vet Cardiol 1999; 2:17–25

[38] **Reifart N:** Akuter Myokardinfarkt. In: Kaltenbach M, Hrsg. Kardiologie kompakt. Darmstadt: Steinkopf; 2000

[39] **Tidholm A, Häggström J, Jönsson L:** Detection of attenuated wavy fibers in the myocardium of Newfoundlands without clinical or echocardiographic evidence of heart disease. Am J Vet Res 2000; 61: 238–2341

[40] **Tidholm A, Häggström J, Jönsson L:** Prevalence of attenuated wavy fibers in myocardium of dogs with dilated cardiomyopathy. J Am Vet Med Assoc 1998; 212: 1732–1734

[41] **Tidholm A, Haggstrom J, Borgarelli M et al.:** Canine idiopathic dilated cardiomyopathy. Part I: Aetiology, clinical characteristics, epidemiology and pathology. Vet J 2001; 162: 92–107

[42] **Meurs KM, Fox PR, Norgard M et al.:** A prospective genetic evaluation of familial dilated cardiomyopathy in the Doberman pinscher. J Vet Intern Med 2007; 21: 1016–1020

[43] **Distl O, Vollmar AC, Broschk C et al.:** Complex segregation analysis of dilated cardiomyopathy (DCM) in Irish Wolfhounds. Heredity 2007; 99: 460–465

[44] **Kramer GA, Kittleson MD, Fox PR et al.:** Plasma taurine concentrations in normal dogs and in dogs with heart disease. J Vet Intern Med 1995; 9: 253–258

[45] **Menaut P, Ponzio NM, Beauchamp G et al.:** Atrial fibrillation in dogs with and without structural or functional cardiac disease: A retrospective study of 109 cases. J Vet Cardiol 2005; 7: 75–83

[46] **Connolly DJ:** A Case of sustained atrial fibrillation in a cat with a normal sized left atrium at the time of diagnosis. J Vet Cardiol 2005; 7: 137–142

[47] **Manohar M, Smetzer DL:** Atrial fibrillation. Compend Contin Educ Pract Vet 1992; 14: 1327–1333

[48] **Porciello F, Rishniw M, Herndon WE et al.:** Cardiac troponin I is elevated in dogs and cats with azotaemia renal failure and in dogs with non-cardiac systemic disease. Aust Vet J 2008; 86: 390–394

[49] **Lobetti R, Dvir E, Pearson J:** Cardiac troponins in canine babesiosis. J Vet Intern Med 2002; 16: 63–68

[50] **Sisson D:** Biochemical markers of cardiac dysfunction. Proceedings of the WSAVA 2002 Congress, October 3–6, Granada, Spain; 64–6.

[51] **Dukes-McEwan J, Borgarelli M, Tidholm A et al.:** The ESVC taskforce for canine dilated cardiomyopathy: Proposed guidelines for the diagnosis of canine idiopathic dilated cardiomyopathy. J Vet Cardiol 2003; 5: 7–19

[52] **Oyama MA, Fox PR, Rush JE et al.:** Clinical utility of serum N-terminal pro-B-type natriuretic peptide concentration for identifying cardiac disease in dogs and assessing disease severity. J Am Vet Med Assoc 2008; 232: 1496–1503

[53] **Müller C, Brunner La-Rocca HP, Buser P:** Diagnostischer Einsatz der natriuretischen Peptide. Kardiovaskuläre Medizin 2004; 7: 459–464

[54] **Boswood A, Dukes-McEwan J, Loureiro J et al.:** The diagnostic accuracy of different natriuretic peptides in the investigation of canine cardiac disease. J Small Anim Pract 2008; 49: 26–32

[55] **Fine DM, Declue AE, Reinero CR:** Evaluation of circulating amino-terminal pro-B-type natriuretic peptide concentration in dogs with respiratory distress attributable to congestive heart failure or primary pulmonary disease. J Am Vet Med Assoc 2008; 232: 1674–1679

[56] **Sharkey LC, Berzina I, Ferasin L et al.:** Evaluation of serum cardiac troponin I concentration in dogs with renal failure. J Am Vet Med Assoc 2009; 234: 767–770

[57] **LaVecchio D, Marin LM, Baumwart R et al.:** Serum cardiac troponin I concentration in retired racing greyhounds. J Vet Intern Med 2009; 23: 87–90

[58] **Sleeper MM, Clifford CA, Laster LL:** Cardiac troponin I in the normal dog and cat. J Vet Intern Med 2001; 15: 501–503

[59] **Pion PD, Sanderson SL, Kittleson MD:** The effectiveness of taurine and levocarnitine in dogs with heart disease. Vet Clin Small Anim 1998; 28: 1495–1514

[60] **Tobias R:** Biochemische Marker. Die Rolle der Natriupeptide in der kardiologischen Diagnostik. Kleintier konkret 2009; 3: 20–24

[61] **O'Grady MR, O'Sullivan ML, Minors SL, Horne R:** Efficacy of benazepril hydrochloride to delay the progression of occult dilated cardiomyopathy in Doberman pinschers. J Vet Intern Med 2009; 23(5) : 977–83

[62] **Fuentes VL, Corcoran B, French A:** A double-blind, randomized, placebo-controlled study of pimobendan in dogs with dilated cardiomyopathy. J Vet Intern Med 2002; 16: 255–261

[63] **Lombard CW:** Pimobendan in congestive heart failure. Proceedings of the ACVIM 2003

[64] **O'Grady MR, Minors SL, O'Sullivan ML et al.:** Effect of pimobendan on case fatality rate in Doberman Pinschers with congestive heart failure caused by dilated cardiomyopathy. J Vet Intern Med 2008; 22: 897–904

[65] **Rush JE, Freeman LM, Hiler C et al.:** Use of metoprolol in dogs with acquired cardiac disease. J Vet Cardiol 2002; 4: 23–28

[66] **Schuller S, Van Israël N, Van Belle S et al.:** A randomised double-blinded placebo-controlled study of spironolactone as adjunct to conventional congestive heart failure treatment in dogs: Clinical, biochemical, and neurohormonal parameters. Proceedings 16th ECVIM-CA Congress; 2006

[67] **Van Israël N, Schuller S, Van Belle S et al.:** A randomised double-blinded placebo-controlled study of spironolactone as adjunct to conventional congestive heart failure treatment in dogs: ECG, radiographic, echo, and survival analysis. Proceedings 16th ECVIM-CA Congress; 2006

[68] **Tidholm A:** Survival in dogs with dilated cardiomyopathy and congestive heart failure treated with digoxin, furosemide, and propranolol: A retrospective study of 62 dogs. J Vet Cardiol 2006; 8: 41–47

[69] **O'Sullivan ML, O'Grady MR, Minors SL:** Assessment of diastolic function by Doppler echocardiography in normal Doberman Pinschers and Doberman Pinschers with dilated cardiomyopathy. J Vet Intern Med 2007; 21: 81–91

[70] **Yang S, Han W, Zhou H et al.:** Effects of spironolactone on electrical and structural remodeling of atrium in congestive heart failure dogs. Chin Med J 2008; 121: 38–42

[71] **Shroff SC, Ryu K, Martovitz NL et al.:** Selective aldosterone blockade suppresses atrial tachyarrhythmias in heart failure. J Cardiovasc Electrophysiol 2006; 17: 534–541

[72] **Oyama MA, Sisson DD, Prosek R et al.:** Carvedilol in dogs with dilated cardiomyopathy. J Vet Intern Med 2007; 21: 1272–1279

[73] **Gordon SG, Arsenault WG, Longnecker M et al.:** Pharmacodynamics of carvedilol in conscious, healthy dogs. J Vet Intern Med 2006; 20: 297–304

[74] **Abbott JA:** Beta-blockade in the management of systolic dysfunction. Vet Clin Small Anim 2004; 34: 1157–1170

[75] **Meurs KM, Spier AW, Wright NA et al.:** Comparison of the effects of four antiarrhythmic treatments for familial ventricular arrhythmias in Boxers. J Am Vet Med Assoc 2002; 221: 522–527

[76] **Smith CE, Freeman LM, Rush JE et al.:** Omega-3 fatty acids in Boxer dogs with arrhythmogenic right ventricular cardiomyopathy. J Vet Intern Med 2007; 21: 265–273

[77] **Buse C, Altmann F, Amann B et al.:** Discovering novel targets for autoantibodies in dilated cardiomyopathy. Electrophoresis 2008; 29: 1325–1332

[78] **Gagnon AN, Crowe SP, Allen DG et al.:** Myocarditis in puppies: clinical, pathological, and virological findings. Can Vet J 1980; 21: 195–196

[79] **Sanderson SL:** Taurine and carnitine in canine cardiomyopathy. Vet Clin North Am Small Anim Pract November 2006;36(6):1325–4

[80] **Backus RC, Cohen G, Pion PD et al.:** Taurine deficiency in newfoundlands fed commercially available complete and balanced diets. J Am Vet Med Assoc 2003; 223: 1130–1136

[81] **Fascetti AJ, Reed JR, Rogers QR et al.:** Taurine deficiency in dogs with dilated cardiomyopathy: 12 cases (1997–2001). J Am Vet Med Assoc 2003; 223: 1137–1141

[82] **Calvert CA, Jacobs GJ, Pickus CW:** Bradycardia-associated episodic weakness, syncope, and aborted sudden death in cardiomyopathic Doberman Pinschers. J Vet Intern Med 1996; 10: 88–93

[83] **Thomason JD, Kraus MS, Surdyk KK et al.:** Bradycardia-associated syncope in 7 Boxers with ventricular tachycardia (2002–2005). J Vet Intern Med 2008; 22: 931–936

[84] **Tidholm A, Falk T, Gundler S et al.:** Effect of thyroid hormone supplementation on survival of euthyroid dogs with congestive heart failure due to systolic myocardial dysfunction: a double-blind, placebo-controlled trial. Res Vet Sci 2003; 75: 195–201

[85] **Chastain CB, Panciera D:** Hypothyroidism and heart failure in Great Danes. Sm Anim Clin Endocrinol 2004; 14: 16–17

[86] **Baumgartner C, Glaus TM:** Erworbene Herzerkrankungen beim Hund: Eine retrospektive Analyse. Schweiz Arch Tierheilkd 2004; 146: 423–430

[87] **Glaus T:** Kardiovaskuläre Krankheiten und Endokrinopathien. Proceedings 27. Internationaler Fortbildungskurs Endokrinologie, Flims; 2006: VIII 7–9.

[88] **Strickland KN:** Pathophysiology and therapy of heart failure. In: Tilley LP, Smith FW, Oyama MA et al., eds. Manual of canine and feline cardiology. 4th ed. Philadelphia: Saunders; 2008

[89] **Vollmar A, Trötschel C, Kleemann R et al.:** Studie zur klinischen Wirksamkeit von Pimobendan im Vergleich zu Benazepril und β-Methyldigoxin beim Irischen Wolfshund mit präklinischer dilatativer Kardiomyopathie (DCM). Proceedings der 51. DVG Jahrestagung Berlin, 2005

[90] **Vollmar A, Trötschel C, Kleemann R et al.:** Clinical efficacy of pimobendan in comparison to benazepril and metildigoxin in Irish Wolfhounds with preclinical DCM; preliminary evaluation of an ongoing study after 6 years. Proceedings of the 17th ECVIM-CA Congress, 2007

[91] **Linde A, Summerfield NJ, Clifford CA et al.:** Cardiac Troponin I Levels in Pericardial Effusion and Peripheral Blood From Dogs with Neoplastic Versus Non-Neoplastic Etiologies. Proceedings of the 2003 ACVIM-Forum, 2003

[92] **Oyama MA, Sisson DD:** Cardiac troponin I concentration in dogs with cardiac disease. J Vet Intern Med. 2004;18(6):831–839

[93] **Pelander L, Hagman R, Häggström J:** Concentrations of cardiac troponin I before and after ovariohysterectomy in 46 female dogs with pyometra. Acta Vet Scand. 2008 Sep 11;50:35.

[94] **Bright JM, Martin JM, Mama K:** A retrospective evaluation of transthoracic biphasic electrical cardioversion for atrial fibrillation in dogs. J Vet Cardiol 2005; 7 (2): 85–96

[95] **Bright JM, Zumbrunnen J:** Chronicity of atrial fibrillation affects duration of sinus rhythm after transthoracic cardioversion of dogs with naturally occurring atrial fibrillation. J Vet Intern Med. 2008; 22(1):114–119

[96] **Gelzer AR, Rishniw M, Kraus MS:** In-Hospital Electrocardiography Overestimates 24-Hour Ventricular Rate in Dogs with Atrial Fibrillation. Proceedings of the 2009 ACVIM Forum; 2009

[97] **Gelzer AR, Kraus MS, Rishniw M et al.:** Combination therapy with digoxin and diltiazem controls ventricular rate in chronic atrial fibrillation in dogs better than digoxin or diltiazem monotherapy: a randomized crossover study in 18 dogs. J Vet Intern Med 2009;23 (3):499–508

7 Kardiomyopathien der Katze

Die häufigste erworbene Herzkrankheit der Katze ist eine inhomogene Gruppe verschiedener primärer Kardiomyopathieformen, darunter ist die hypertrophe Kardiomyopathie die häufigste Form.

7.1 Disposition

Eine erhöhte Prävalenz ist bei Rassekatzen zu erwarten, grundsätzlich kann die Krankheit aber bei jeder Hauskatze (europäisch Kurzhaar) in jedem Alter auftreten. Als Risikogruppe unter den Rassekatzen können insbesondere Maine Coon, Ragdoll und Perserkatzen angesehen werden. Dies gilt v. a. dann, wenn ein familiäres Auftreten bereits bekannt ist. Kardiomyopathien wurden bei Katzen in einem Alter zwischen 6 Monaten und 16 Jahren diagnostiziert, eine Häufung ist in mittlerem Alter zu finden.

Eine nachgewiesene **Ursache** der primären Kardiomyopathie der Katze ist genetisch. Die Krankheit konnte in betroffenen Familien durch gezielte Anpaarung reproduziert werden, der gefundene **Vererbungsmodus** war dabei autosomal dominant [12, 13]. Inzwischen wurden für Maine-Coon-Katzen die Mutationen identifiziert [14], jedoch liegt keine vollständige Penetranz vor, sodass weitere genetische oder auch nicht genetische modifizierende Faktoren vorhanden sein müssen. In Einzelfällen ist auch eine De-novo-Spontanmutation nicht auszuschließen. Die Korrelation zwischen Phänotyp und Genotyp ist schlecht und aus klinischer Sicht leider unbrauchbar [9, 41]. Trotzdem empfiehlt die Arbeitsgruppe, die die Mutatation isolierte, unabhängig von der Penetranz grundsätzlich keine Zucht mit positiven Tieren, auch nicht mit heterozygot positiven Katzen [57].

In einer Studie konnte bei einem Drittel aller untersuchten Katzenherzen mit verschiedenen primären Kardiomyopathieformen Panleukopenievirusantigen nachgewiesen werden [10], in einer anderen Studie waren erhöhte Wachstumshormonspiegel im Serum messbar [15], ob jeweils ein ursächlicher Zusammenhang besteht, blieb jedoch unklar.

Sekundäre myokardiale Veränderungen kommen dagegen unter hormoneller Wirkung (Hyperthyreose, Akromegalie), Hypertension (meist renal bedingt) oder infiltrativen Krankheiten (malignes Lymphom) vor. Deshalb zählen besonders bei Katzen mit hypertropher Kardiomyopathie, die älter als 8 Jahre sind, Blutdruckmessung, T_4-Bestimmung und Untersuchungen der Nierenfunktion zu den flankierenden Routinemaßnahmen.

7.2 Klinisches Bild

Wie bei der dilatativen Kardiomyopathie des Hundes kann auch bei der Katze ein langes asymptomatisches Stadium bestehen, das bei der klinischen Untersuchung unerkannt bleibt und in vielen Fällen niemals diagnostiziert wird, da das Stadium der Herzinsuffizienz nicht eintritt. Zur Diagnose asymptomatischer Veränderungen sowie zur Differenzierung der verschiedenen Kardiomyopathieformen ist die **Echokardiografie als Goldstandard** anzusehen.

Bei allen Kardiomyopathieformen sind überwiegend das Myokard und/oder die Papillarmuskeln des linken Ventrikels betroffen, manchmal auch beider Ventrikel [20]. In einer Sonderform, vergleichbar mit der ARVC des Hundes, kann auch nur der rechte Ventrikel verändert sein [22].

Die **histologischen Veränderungen** bei der HCM der Katze sind variabel. Sie sind überwiegend durch eine Zunahme der Sarkomere pro Myozyt (Zellhypertrophie) gekennzeichnet. Die parallele Ausrichtung der Myofibrillen kann dabei verloren gehen (fiber disarray). Zum Teil besteht auch eine ausgeprägte interstitielle Fibrose und Mineralisation des Myokards, die vermutlich auf eine intramurale Koronararteriensklerose zurückzuführen ist. Diese ist bedingt durch eine Hypertrophie der glatten Gefäßwandmuskulatur und kann bis zu einem Verschluss des Gefäßlumens führen [53].

7.3 Klinische Untersuchung

Anhand von klinischer Untersuchung, EKG, Röntgen und Laboruntersuchungen können die einzelnen Kardiomyopathieformen nicht voneinander unterschieden werden. Auch eine Abschätzung der ventrikulären Veränderungen ist häufig nicht möglich. **Asymptomatische Katzen** können trotz erheblicher ventrikulärer Veränderungen bei der klinischen Untersuchung völlig unauffällig erscheinen. Anzeichen für die Krankheit können sein: ein systolisches Herzgeräusch, das manchmal auch erst bei höheren Herzfrequenzen >160/min auftritt, oder ein dritter oder vierter Herzton, der auskultatorisch als Galopprhythmus auffällt. Anorexie und Apathie können bei Katzen unspezifische Symptome für eine Herzkrankheit darstellen. In einer Untersuchung zeigen 38 % aller Katzen mit verschiedenen Arten von Herzkrankheiten eine schlechte Futteraufnahme [55].

Die lange asymptomatische Phase stellt eine Möglichkeit dar, die Krankheit zu erkennen und dadurch etwaige Notfallsituationen zu vermeiden. Deshalb ist es ratsam, auch bei schwachen Hinweisen auf eine Herzkrankheit – dazu zählen auch Individuen mit rasse- oder familiärbedingtem erhöhtem Risiko – im Zweifelsfall immer eine oder mehrere echokardiografische Untersuchungen durchzuführen.

Eine Kardiomyopathie kann sich in mehreren **Verlaufsformen** darstellen:
- Die Krankheit kann lebenslang auch ohne Therapie asymptomatisch bleiben.
- Es kann ein plötzlicher Herztod eintreten.
- Es können Synkopen auftreten (selten).
- Es kann zu einem thrombembolischen Ereignis kommen und dann meist zu einer Lähmung der Hinterhand.
- Es kann ein kongestives Herzversagen auftreten.

Bei einer **Herzinsuffizienz mit Stauung** ist eine erhöhte Atemfrequenz, mit zunehmendem Schweregrad auch Zyanose erkennbar. Eine Ruheatemfrequenz >30/min ist verdächtig, >40/min in jedem Fall Hinweis auf eine gestörte Atmung. In manchen Fällen führt erst eine besondere Belastung zur Dekompensation, beispielsweise die ungewohnte Autofahrt in die Tierarztpraxis. Sind Herztöne und Atemgeräusch gedämpft, deutet dies auf einen Thoraxerguss hin. Ein Lungenödem ist durch feuchte Atemgeräusche gekennzeichnet, Husten tritt bei Katzen dabei äußerst selten auf. Bei schwerem Herzversagen können zusätzlich eine Hypothermie und Bradykardie bestehen, was prognostisch ungünstige Faktoren sind.

Bei der **arteriellen Thrombembolie** kommt es durch Abschwemmung eines kardialen Thrombus zu einem Verschluss der Bauchaorta auf Höhe der Aufzweigung. Die Entstehung des Thrombus wird durch ein vergrößertes linkes Atrium mit regionaler Blutstase begünstigt. Die Folge ist eine akute ischämische Paralyse der Hinterhand mit kalten, pulslosen Gliedmaßen und zyanotischen Pfotenballen und Nagelbetten. Ein Verschluss in dieser Lokalisation ist ein dramatisches Ereignis und mit starken Schmerzen verbunden. Dies begünstigt oder verursacht in vielen Fällen dann erst die Dekompensation der zugrundeliegenden Herzkrankheit. Die Diagnose ist anhand des charakteristischen klinischen Bildes in Kombination mit dem Nachweis eines vergrößerten linken Atriums möglich. Thromben im linken Atrium sind echokardiografisch gut nachweisbar. Seltener kann eine Vordergliedmaße betroffen sein, und nur in 2 % der Fälle tritt die Ischämie nicht in den Akren auf. Als ein prognostischer Faktor gilt die Rektaltemperatur. Hypothermie bei Erstvorstellung ist mit einer schlechten Prognose verbunden. Eine Rektaltemperatur von 37,2 °C war mit einer 50%igen Überlebenswahrscheinlichkeit verbunden und niedrigere Temperaturen mit einer entsprechend schlechteren. Je nach Literatur überleben 30–40 % aller Katzen eine Thrombembolie. Bei optimaler Versorgung und Selektion auf eine gute Prognose sind es bis zu 73 % der behandelten Katzen [36].

7.3.1 EKG

Im **EKG** können eine Reihe von Veränderungen auftreten: Häufig sind Hypervoltage (R >0,9 mV), Linksachsenabweichung, Rechts- oder Linksschenkelblock, linksanteriorer Faszikelblock, atriale und ventrikuläre Extrasystolen, seltener treten dagegen atriale und ventrikuläre Tachykardien und Vorhofflimmern, manchmal aber auch Bradyarrhythmien wie AV-Block aller Grade und Sinusbradykardie auf. Ein unverändertes EKG schließt die Krankheit nicht aus.

7.3.2 Röntgen

Mögliche Befunde bei der röntgenologischen Untersuchung umfassen Kardiomegalie, atriale Vergrößerung, gestaute Pulmonalvenen, Thoraxerguss und/oder Lungenödem (**Abb. 7.1** u. **Abb. 7.2**). Vergrößerte Atrien stellen sich bei der Katze in der dorsoventralen Projektion etwas besser dar. Eine konzentrische Hypertrophie ohne atriale Vergrößerung ist röntgenologisch nicht sicher erkennbar, dekompensierte Patienten sind dagegen zuverlässig erkennbar. Bei instabilen Patienten mit schwerer Atemnot sollten Röntgenaufnahmen mit größter Vorsicht vorgenommen werden. Eine orientierende Aufnahme in

7 Kardiomyopathien der Katze

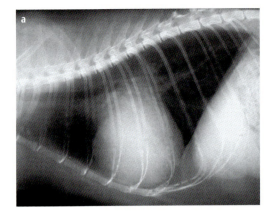
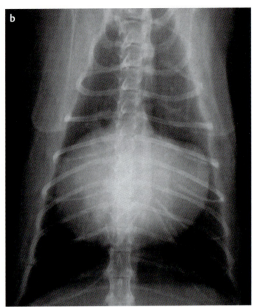

▶ **Abb. 7.1a, b** Thoraxröntgenaufnahmen einer 9-jährigen Hauskatze mit nicht klassifizierter Kardiomyopathie und erheblicher atrialer Vergrößerung. Es bestanden keine klinischen Anzeichen einer Herzinsuffizienz. Verhältnis Vorhof zu Aorta 3,0 (M-Mode 5-Kammerblick), linker Vorhof quer 27 mm (Norm. bis 15 mm) mit Smoke (vgl. **Abb. 7.8**) (Quelle: Gerd Kühn, Brühl).

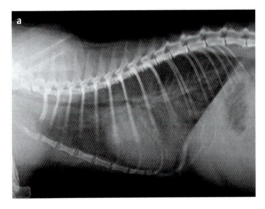
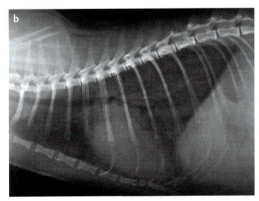

▶ **Abb. 7.2**
a Röntgenaufnahme von einer Katze mit dekompensierter HCM und Lungenödem kaudal der Herzsilhouette.
b Situation 24 h später nach Therapie mit Furosemid.

Brustlage ist meist ausreichend. Ein Thoraxerguss ist jedoch nicht spezifisch für eine Herzkrankheit, sodass andere Ursachen dafür durch Untersuchung des Punktates und/oder per Sonografie ausgeschlossen werden müssen.

7.3.3 Labor

Allgemeine Informationen zu den Troponinen und natriuretischen Peptiden s. S. 47.

Auch für die Katze wurde eine Erhöhung des **Nt-proBNP** bei Dyspnoe aufgrund von Herzkrankheiten nachgewiesen. Der Parameter eignet sich daher zur Unterscheidung von Dyspnoe kardialer und nicht kardialer Genese [6, 11]. Ein signifikanter Anstieg konnte jedoch auch bei Tieren mit schwerem oder hypertensivem Nierenversagen nachgewiesen werden, jedoch nicht bei gering- oder mittelgradigem Nierenversagen. Die Nt-proBNP-Spiegel korrelierten dabei mit dem Blutdruck, aber nicht mit dem Kreatininwert [11, 40].

Nt-proBNP eignete sich in einer Untersuchung ebenfalls zur Einteilung in Schweregrade einer HCM. Erst ab einem Wert von 100 pmol/l mit dem genannten ELISA-Test (VETSIGN™ Feline CardioSCREEN, Biomedica Gruppe, inzwischen Cardiopet® proBNP, IDEXX) wurde eine Abklärung mittels Ultraschall empfohlen, den zu diesem Zeitpunkt gültigen unteren Grenzwert von 45 pmol/l halten die Autoren für zu niedrig [7]. In einer anderen Studie mit vierzig Maine-Coon-Katzen und -Mischlingen konnten dagegen nur Tiere mit schwerer HCM über diesen Parameter identifiziert werden, weshalb die Autoren das Nt-proBNP als ungeeigneten Screening-Parameter zur Erkennung der milden Formen ansehen [39].

Für den genannten ELISA-Test gelten für die Katze die in **Tab. 7.1** aufgeführten Nt-proBNP-Grenzwerte.

Auch der **Troponinspiegel** (cTnI) ist bei Katzen mit Kardiomyopathien signifikant höher als bei herzgesunden Tieren [16], allerdings steigt der Parameter bei nierenkranken Tieren ebenfalls an [18]. Als Referenzbereich wird < 0,16 ng/ml angegeben [17].

Bei Katzen mit dem echokardiografischen Bild einer dilatativen Kardiomyopathie ist die Bestimmung des Taurinspiegels indiziert [8]. Taurinwerte < 30 nmol/ml im Plasma und < 100 nmol/ml im Vollblut gelten als verdächtig für einen Mangel [25]. Eine längere Nüchternphase kann auch bei Gesunden zu einem niedrigen Plasmaspiegel führen, weshalb dann zusätzlich die Bestimmung aus Vollblut empfohlen wird [24]. Obwohl die Prävalenz der Krankheit seit dem Bekanntwerden des **Taurinmangels** [54] und entsprechender Substitution in den kommerziellen Diäten deutlich geringer ist, treten noch immer vereinzelte Fälle auf. Jedoch sollten auch Katzen, deren Taurinspiegel im Referenzbereich liegt, bei Verdacht auf DCM versuchsweise substituiert werden (s. S. 72).

7.3.4 Echokardiografie

Diese Untersuchung ist notwendig zur Darstellung der morphologischen Veränderungen am Myokard, die namensgebend für die Krankheit sind. Anhand der atrialen Größe sind dagegen Rückschlüsse auf die ventrikuläre Funktion und damit den Schweregrad der Krankheit möglich. Die absolute Größe des linken Atriums sollte bei Katzen (in der Querebene gemessen) < 15 mm (oder max. das 1,5-Fache des Aortendruckmessers) sein. Diese Ebene bietet sich auch an, um Thromben im Herzohr zu erkennen (vgl. **Abb. 7.9**). Für das Verhältnis Vorhof zu Aorta im M-Mode-Längsschnitt wurden Werte bis zu 1,7 publiziert, wobei ab einem Verhältnis ab 1,3 eine Vergrößerung möglich ist [56, 58, 59].

▶ **Tab. 7.1** Grenzwerte für den felinen Cardiopet® proBNP (Quelle: IDEXX Vet Med Labor, Ludwigsburg; Stand 08/2010).

Nt-proBNP	Aussage
< 100 pmol/l	Das Vorliegen einer klinisch signifikanten Kardiomyopathie ist sehr unwahrscheinlich.
100–270 pmol/l	Das Vorliegen einer klinisch signifikanten Kardiomyopathie ist unwahrscheinlich, ein Frühstadium der Erkrankung ist jedoch nicht auszuschließen. Eine Wiederholung der Untersuchung in 3–6 Monaten oder ein Echokardiogramm sind zu empfehlen. Beim Vorliegen klinischer Symptome ist es unwahrscheinlich, dass diese durch eine Kardiomyopathie bedingt sind.
> 270 pmol/l	Das Vorliegen einer klinisch signifikanten Kardiomyopathie ist sehr wahrscheinlich. Eine weitere kardiologische Aufarbeitung (inkl. Echokardiogramm) wird empfohlen.

Neben den morphologischen lassen sich auch hämodynamische Veränderungen darstellen. Dazu zählt v. a. der Nachweis von SAM (systolic anterior movement, systolische Vorwärtsbewegung) des vorderen Mitralsegels. Darüber hinaus können Doppler-echokardiografisch eine Mitralinsuffizienz, eine dynamische Ausflusstraktstenose sowie diastolische Funktionsparameter bestimmt werden. Zu den diastolischen Funktionsparametern zählen u. a. der transmitrale Einstrom (E- und A-Welle), der Pulmonalvenenfluss und die isovolumetrische Relaxationszeit (IVRT) [21]. Mit dem Farb- und Gewebe-Doppler lassen sich weitere Parameter der ventrikulären Funktion bestimmen, die sich möglicherweise zur Frühdiagnostik eignen [23, 28].

Grundsätzlich werden die diastolischen Eigenschaften des Myokardiums durch Relaxation und Compliance bestimmt. Die Relaxation ist ein aktiver, energieverbrauchender Prozess der Myofibrillen und der zytoplasmatischen Kalziumsequestration und stellt sozusagen die Umkehrung der Kontraktion dar. Sie betrifft damit die Frühphase der Diastole. Die Compliance beschreibt dagegen die passiven Eigenschaften des Ventrikels, sein Dehnungsverhalten gegenüber dem Füllungsdruck. Bei einer verminderten oder schlechteren Compliance verringert sich das enddiastolische Volumen bei gleichem Füllungsdruck. Die Compliance wird durch die physikalischen Wandeigenschaften bestimmt, die durch perikardiale, epikardiale, myokardiale und endokardiale Veränderungen verschlechtert werden können. Im Wesentlichen handelt es sich bei diesen Veränderungen um fibrotische Einlagerungen in Myokard oder Endokard. Ein stark verdicktes Myokard besitzt jedoch auch ohne Fibrose bereits eine schlechtere Compliance.

Anhand der echokardiografischen Veränderungen kann häufig eine eindeutige Zuordnung zu einer Kardiomyopathieform erfolgen. Es existieren aber auch unklare Konstellationen, die intermediäre oder unklassifizierte Kardiomyopathie genannt werden. Im Folgenden werden die Veränderungen der wichtigsten Kardiomyopathien erläutert.

Hypertrophe Kardiomyopathie Unter der klassischen hypertrophen Kardiomyopathie versteht man eine generalisierte (auch als symmetrisch bezeichnete) Verdickung des Myokards des linken Ventrikels. Die Dicke der Wand ist dabei diastolisch > 5,5–6 mm, systolisch > 7–10 mm [25, 29, 30]. Für Screening-Zwecke und zur Früherkennung wird empfohlen, die unteren Werte zugrunde zu legen (diastolisch 5,0 mm, systolisch 7,5 mm) [42]. Bei einer konzentrischen Hypertrophie vermindert sich der diastolische Kammerdurchmesser auf Werte < 12–13 mm, in der Systole kann eine Vollokklusion ohne erkennbares Restlumen bestehen (cavity obliteration). Die systolische Funktion (Kontraktiliät) ist in der Regel erhalten. Differenzialdiagnostisch muss in solchen Fällen ein Volumenmangel mit verminderter Füllung ausgeschlossen werden, was zu einem ähnlichen Bild führen kann (Pseudohypertrophie). Weiterhin können die Verdickungen auch regional oder fokal im Myokard liegen, z. B. nur die freie Wand, nur das interventrikuläre Septum und/oder nur die Papillarmuskeln des linken Ventrikels betreffen. Diese Form würde als regionale, fokale oder asymmetrische hypertrophe Kardiomyopathie beschrieben werden. Zu diesen Formen zählt auch die hypertrophisch-obstruktive Kardiomyopathie (s. u.). Differenzialdiagnostisch müssen in diesem Fall infiltrative Krankheiten bedacht werden (malignes Lymphom), die aber selten sind. Die anderen Ursachen für sekundäre Kardiomyopathien (Hyperthyreose, Hypertension, Akromegalie) führen eher zu der symmetrischen und nicht zur asymmetrischen Morphologie [25] (**Abb. 7.3**).

Hypertrophisch-obstruktive Kardiomyopathie Dieser Begriff beschreibt eine Einengung des linken Ausflusstraktes (LVOT) durch Myokardgewebe mit der Folge einer dynamischen Ausflusstraktstenose, gekennzeichnet durch eine spätsystolische Flussbeschleunigung (**Abb. 7.4**). Die hypertrophisch-obstruktive Kardiomyopathie ist damit sozusagen eine Sonderform der regionalen hypertrophen Kardiomyopathie, bei der es durch eine fokale septale Verdickung zu einer Einengung des linken Ausflusstraktes kommt. Eine dynamische Ausflusstraktstenose kann aber auch bei der generalisierten Hypertrophie vorliegen oder bei entsprechend hohen Gradienten sekundär zu einer solchen führen.

Bei Katzen mit dieser Veränderung ist häufig auch SAM zu finden, das SAM verstärkt die Ausflusstraktstenose zusätzlich (**Abb. 7.5**). Eine Ausflusstraktstenose ist aber keine zwingende Voraussetzung für SAM. SAM kann auch ohne Einengung des linken Ausflusstraktes vorkommen. Das Auftreten von SAM ist kein Maß für den Schweregrad einer Kardiomyopathie.

Studien über die Wirksamkeit von Medikamenten wurden praktisch nur für die hypertrophe Kardio-

7.3 Klinische Untersuchung

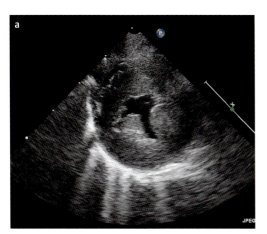
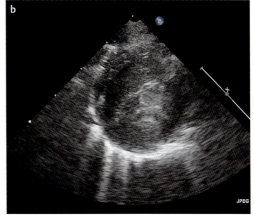

▶ **Abb. 7.3** Ultraschallbild eines 5-jährigen Katers mit generalisierter hypertropher Kardiomyopathie, Ventrikel in der Querachse. Im diastolischen Bild links ist die Verkleinerung des Lumens zu erkennen (diastolischer Durchmesser 14 mm, Wanddicke 6–7 mm). Die Papillarmuskeln sind vergrößert und vermehrt echogen. Das systolische Bild rechts zeigt eine Vollokklusion (cavity obliteration).

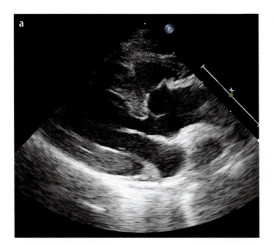

▶ **Abb. 7.4**
a Längsschnitt bei einem 4-jährigen Maine-Coon-Kater mit Hypertrophie im Bereich des basalen Septums. Ein Myokardwulst ragt in den linken Ausflusstrakt.
b Spektral-Doppler-Befund bei derartigen Veränderungen. Es ist eine spätsystolische Flussbeschleunigung auf ca. 4 m/s durch SAM zu erkennen. Das entspricht einer mittelgradigen Aortenstenose.

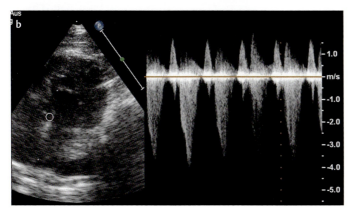

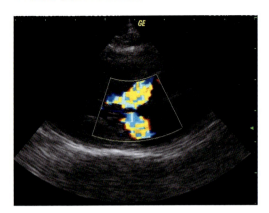

▶ **Abb. 7.5** 5-Kammerblick mit Farb-Doppler einer Katze mit SAM. Der obere Farbjet entsteht im eingeengten linken Ausflusstrakt, der untere zeigt die gleichzeitige Mitralinsuffizienz an, welche durch die Vorwärtsbewegung des anterioren Segels verursacht wird.

myopathie durchgeführt. Für die im Folgenden beschriebenen Formen gibt es keine Untersuchungen, sie stellten teilweise sogar ein Ausschlusskriterium im Studienprotokoll dar.

Restriktive Kardiomyopathie Bei dieser Kardiomyopathieform besteht ebenfalls eine diastolische Dysfunktion mit erheblicher atrialer Vergrößerung. Die Behinderung der diastolischen Füllung wird nicht durch ein konzentrisch hypertrophiertes Myokard mit kleinem ventrikulärem Lumen verursacht, sondern durch eine funktionelle Einschränkung. In einer Sonderform bestehen bindegewebige Einlagerungen im endokardialen, subendokardialen Bereich und manchmal auch bindegewebige Verwachsungen im ventrikulären Lumen. Zum sicheren Nachweis sind histologische Untersuchungen erforderlich (endomyokardiale Fibrose). Echokardiografisch sind oftmals keine morphologischen Veränderungen am Ventrikel erkennbar, d. h., Myokarddicke und Lumen sind nicht oder kaum verändert, die diastolischen Funktionsparameter sind dagegen verändert. Die Kombination aus großen Atrien und unveränderter ventrikulärer Morphologie sind ein Kennzeichen der restriktiven Kardiomyopathie. Bei der Unterform mit endomyokardialer Fibrose sind die bindegewebigen Veränderungen in Form von echogenen Auflagerungen am Endokard erkennbar. In diesem Fall kann der ventrikuläre Durchmesser vermindert sein, auch sanduhrförmige Einziehungen werden beschrieben. Die diastolische Funktionseinschränkung durch Bindegewebe lässt sich medikamentös nicht beeinflussen [19, 26].

Nicht klassifizierte Kardiomyopathie Einige Autoren ordnen alle Kardiomyopathieformen, die nicht den echokardiografischen Kriterien einer hypertrophen oder dilatativen Kardiomyopathie und nicht denen einer restriktiven Kardiomyopathie mit erkennbaren echogenen Endokardveränderungen entsprechen, in diese Gruppe ein. Kennzeichnend ist ebenfalls eine diastolische Funktionsstörung unbekannter Ursache mit hochgradiger atrialer Vergrößerung. Es können variable, aber überwiegend nur leichte linksventrikuläre, seltener biventrikuläre Veränderungen gefunden werden. Diese Veränderungen können aus einer konzentrischen oder exzentrischen Myokardhypertrophie, geringgradiger ventrikulärer Vergrößerung und Einschränkung der systolischen Funktion bestehen [26] (**Abb. 7.6**).

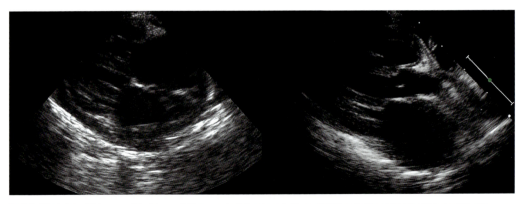

▶ **Abb. 7.6** 4- bzw. 5-Kammer-Schnitt von 2 Katzen mit dekompensierter restriktiver (oder nicht klassifizierter) Kardiomyopathie. Zu erkennen ist eine deutliche atriale Vergrößerung (21 mm) ohne wesentliche ventrikuläre Veränderungen (Myokarddicke diastolisch 4–5 mm, systolisch 7 mm). Die Verkürzungsfraktion lag mit 30 % im unteren Bereich (Kammerdurchmesser diastolisch/systolisch linkes Bild: 13/9 mm, rechtes Bild 17/12 mm).

Intermediäre Kardiomyopathie Einige Autoren verwenden die Begriffe nicht klassifiziert und intermediär als Synonyme. Andere sehen in der intermediären Kardiomyopathie eine Mischform, bei der mehrere Kriterien zutreffen, also z. B. ein hypertrophiertes Myokard, bei dem gleichzeitig ein systolisches Versagen erkennbar ist, gekennzeichnet durch eine verminderte Verkürzungsfraktion und vergrößerte Kammerdurchmesser. Es wird vermutet, dass es sich dabei auch um einen dekompensierten Endzustand einer hypertrophen Kardiomyopathie handeln kann, der möglicherweise durch Infarkte verursacht wurde (**Abb. 7.7**).

Dilatative Kardiomyopathie Die grundsätzlichen Kriterien einer dilatativen Kardiomyopathie entsprechen im Wesentlichen denen des Hundes. Die ventrikulären Durchmesser sind vergrößert (diastolisch > 17 mm, systolisch > 12 mm), die FS-Werte vermindert (< 35 %), der EPSS-Wert erhöht (> 2 mm). Das Myokard kann normal oder dünner sein. Es kann eine sekundäre Mitralinsuffizienz bestehen. Das linke Atrium ist deutlich vergrößert [25].

7.4 Therapie

Bei der Katze fällt die Einteilung einer Herzkrankheit in Schweregrade aus klinischer Sicht noch schwerer als beim Hund, da es bei dieser Spezies naturgemäß schwierig ist, eine Leistungsschwäche objektiv zu beurteilen. Daher werden Kardiomyopathien der Katze im klinischen Alltag häufig nur in ein asymptomatisches und ein dekompensiertes Stadium eingeteilt, sofern keine weitere echokardiografische Untersuchung stattgefunden hat.

Die Klassifizierung von Form und Schweregrad der verschiedenen Kardiomyopathien der Katze beruht im Wesentlichen auf dem **echokardiografischen Phänotyp**. Basierend auf den morphologischen oder funktionellen ventrikulären Veränderungen kann die Kardiomyopathieform beschrieben werden, die atriale Größe erlaubt eine Einschätzung des Schweregrades. Weiterhin können Veränderungen in der Hämodynamik, sofern sie durch Doppler-Untersuchungen nachweisbar sind, in die therapeutische Entscheidung mit einbezogen werden. Beispiele hierfür sind das Vorliegen einer dynamischen Ausflusstraktstenose oder veränderter diastolischer Füllungsprofile.

7.4.1 Therapie im asymptomatischen Stadium

Über die Bedeutung und den Zeitpunkt einer Therapie im asymptomatischen Stadium gibt es genau wie bei den Herzkrankheiten des Hundes kontroverse Meinungen. Es konnte bislang nicht nachgewiesen werden, dass eine Therapie im asymptomatischen Stadium einen relevanten Einfluss auf den Krankheitsverlauf nimmt. Insgesamt sind therapeutische Maßnahmen bei der Katze qualitativ weniger gut und nur mit kleineren Fallzahlen als beim Hund untersucht. Die Vergleichbarkeit von Ergebnissen wird zudem durch die Heterogenität und individuellen Ausprägungsgrade der felinen Kardiomyopathien als Krankheitsgruppe erschwert. Werden

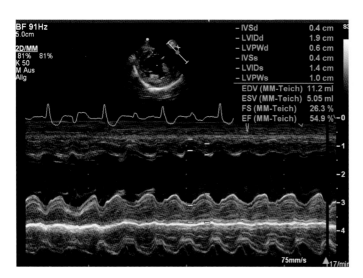

▶ **Abb. 7.7** Ventrikulärer M-Mode eines 5-jährigen Hauskaters mit nicht klassifizierter oder intermediärer Kardiomyopathie. Diastolischer Kammerdurchmesser 19 mm, systolischer 14 mm (Verkürzungsfraktion 26 %), das Myokard der Hinterwand ist verdickt (6 mm diastolisch und 10 mm systolisch), die septale Dicke ist nicht verändert, zeigt jedoch eine funktionelle Einschränkung. Im EKG besteht ein inkonstanter Rechtsschenkelblock.

echokardiografische Parameter als Maßstab für einen Behandlungserfolg herangezogen (beispielsweise Verminderung der Myokarddicke), können die Ergebnisse durch die Messvariabilität verfälscht werden.

Innerhalb der Gruppe der asymptomatischen Tiere lassen sich echokardiografisch (teilweise auch radiologisch) Fälle mit leichter, mittlerer oder schwerer Hypertrophie und leichter, mittlerer oder schwerer atrialer Vergrößerung unterscheiden. Eine Progredienz lässt sich individuell nicht voraussagen und nur anhand longitudinaler Untersuchungen erkennen. Die Kontrollintervalle sollten zu Beginn kürzer gewählt (alle 3–6 Monate) und bei stabilen Befunden dann zunehmend verlängert werden (jährlich bis alle 2 Jahre). Mit zunehmendem Schweregrad der Veränderungen, insbesondere bei atrialer Vergrößerung, ist eine Therapie in diesem Stadium gerechtfertigt. Patienten mit geringgradiger oder mittelgradiger Hypertrophie, die keine oder nur eine geringgradige atriale Vergrößerung zeigen, sollten (echokardiografisch) beobachtet werden.

Für jedes der eingesetzten Medikamente (Atenolol, Diltiazem, ACE-Hemmer) konnte in einzelnen Fällen eine Reduktion der Myokarddicke echokardiografisch nachgewiesen werden. Es gibt aber keine Erkenntnisse darüber, welches Medikament bei welchen Patienten eine solche Wirkung voraussagbar haben wird [1, 29, 32–34]. Bei systematischen Untersuchungen in der Humanmedizin konnte bei Patienten mit primärer hypertropher Kardiomyopathie kein Einfluss einer Gabe von ACE-Hemmern auf die Myokardmasse festgestellt werden [46]. Zu dem gleichen Ergebnis kam auch eine Untersuchung mit Maine-Coon-Katzen [44]. Die Ursache dieser fehlenden Wirksamkeit wird mit der unterschiedlichen Pathophysiologie von primärer Hypertrophie und sekundärer Hypertrophie durch erhöhte Nachlast begründet. Andererseits wird auch bei der Genese der primären HCM eine Beteiligung des kardialen Renin-Systems vermutet, da beim Menschen eine intrakoronale Applikation von ACE-Hemmern zu einer besseren diastolischen Funktion führte, die systemische Gabe dagegen nicht [47].

Viele Empfehlungen für dieses Krankheitsstadium beruhen daher auf persönlichen Interpretationen, theoretischen Überlegungen, Extrapolation und kleinen Studien.

Der Erfolg einer (präventiven) **Therapiestrategie** sollte bei asymptomatischen Tieren durch Folgeuntersuchungen verifiziert werden. Die Strategie sollte überdacht und geändert werden, wenn eine Verschlechterung eintritt. Dazu kann beispielsweise von Diltiazem zu einem β-Blocker gewechselt werden, oder es werden zusätzlich ACE-Hemmer gegeben. Zur Beurteilung eines Therapieerfolges im asymptomatischen Stadium ist die Echokardiografie die am besten geeignete Methode (Regression der Hypertrophie). Möglicherweise kann dazu zukünftig auch die Bestimmung des Nt-proBNP verwendet werden.

7.4.2 Therapie im dekompensierten Stadium

Die **Dekompensation** ist, analog zur Kardiomyopathie des Hundes, durch einen Thoraxerguss und/oder ein Lungenödem gekennzeichnet und ist daher radiologisch leicht diagnostizierbar.

Im Gegensatz zum Hund, bei dem nach einer Dekompensation eine dauerhafte Diuretikagabe notwendig ist, kommen manche Katzen nach diesem Ereignis wieder ohne Diuretika aus. Dies kann im Einzelfall durch vorsichtiges Ausschleichen und gute Beobachtung der Atemfrequenz durch den Besitzer verifiziert werden [29].

In der bisher größten, noch laufenden placebokontrollierten Untersuchung konnte bislang für keines der drei untersuchten Medikamente (Atenolol, Diltiazem, ACE-Hemmer) ein signifikanter Vorteil gegenüber der alleinigen Gabe von Furosemid bei symptomatischen Katzen nachgewiesen werden [4]. Aufgrund dieser Ergebnisse bleibt die chronische Behandlung einer dekompensierten Kardiomyopathie, abgesehen von Furosemid, weitestgehend der **Einschätzung des Untersuchers** überlassen. Es können dabei jedoch einige Richtlinien erstellt werden, die aber lediglich auf theoretischen Überlegungen beruhen.

7.4.3 Atenolol

Asymptomatisches Stadium

Der β1-spezifische Rezeptorblocker Atenolol wird neben dem Kalziumantagonisten Diltiazem schon lange für die Behandlung von Kardiomyopathien eingesetzt. Theoretisch gibt es mehrere Gründe, die für den Einsatz von β-Blockern bei hypertrophen Kardiomyopathieformen sprechen: Blockade erhöhter Katecholaminwirkung auf das Myokard (sofern im asymptomatischen Stadium vorhanden), Senkung des myokardialen Sauerstoffverbrauchs, mögliche antihypertrophe Wirkung, Verbesserung der diastolischen Funktion und Senkung der Herzfrequenz [31].

Eine Senkung der Herzfrequenz wird von keiner der beiden anderen Wirkstoffklassen (ACE-Hemmer, Kalziumantagonisten) in vergleichbarem Maße erreicht. Die Senkung der Herzfrequenz ist insbesondere das therapeutische Ziel bei der hypertrophisch-obstruktiven Kardiomyopathie mit dynamischer Ausflusstraktstenose und/oder systolischer Vorwärtsbewegung des vorderen Mitralsegels (SAM), da dieses Phänomen mit steigender Herzfrequenz zunimmt und durch β-Blockade wieder abgeschwächt wird [27]. Zudem stellen Nachlastsenker in dieser speziellen Situation eine relative Kontraindikation dar, da der Druckgradient erhöht wird. Vermutlich besitzt dieser Effekt jedoch keine klinische Bedeutung [50]. Aber auch ohne Nachweis von SAM oder einer Ausflusstraktstenose ist eine Senkung der Herzfrequenz bei diastolischem Herzversagen sinnvoll, da die diastolische Füllung bei hohen Herzfrequenzen durch die zeitliche Verkürzung verschlechtert ist. Zudem wird vermutet, dass asymptomatische Katzen durch eine situative Tachykardie (Aufregung, Stress) zur Dekompensation gebracht werden können.

> **Therapieempfehlung**
> Eine Monotherapie mit Atenolol kann bei asymptomatischen Katzen gerechtfertigt sein, insbesondere, wenn eine dynamische Ausflusstraktstenose oder SAM identifizierbar ist oder eine hohe Herzfrequenz besteht.

Symptomatisches Stadium

In der Zwischenanalyse einer Studie mit symptomatischen Katzen (nach Ödem oder Thoraxerguss) führte Atenolol zu kürzeren Überlebenszeiten als ACE-Hemmer, Kalziumantagonisten oder Placebo (jeweils mit Furosemid) [4]. Die Unterschiede waren statistisch nicht signifikant, und es gab keine Selektion auf Katzen mit HOCM/SAM bei der Behandlung mit Atenolol. Die verschiedenen Kardiomyopathieformen waren zufällig auf die Gruppen verteilt. Es muss also noch als ungeklärt angesehen werden, ob Atenolol in diesem speziellen Indikationsszenario Vorteile gegenüber anderen Medikamenten bietet.

> **Therapieempfehlung**
> Atenolol sollte 2×tgl. in einer Dosierung von 1–2 mg/kg gegeben werden [31]. Es empfiehlt sich eine einschleichende Steigerung der Dosis, beispielsweise 1 Woche lang 1×tgl. 1 mg/kg, dann 1 Woche lang 2×tgl. 1 mg/kg, dann 2×tgl. 2 mg/kg. Das entspricht ¼ bzw. ½ Tablette Atenolol 25 mg 2×tgl. Wenn gleichzeitig noch ein anderes frequenz- oder blutdrucksenkendes Medikament gegeben wird, sollte vorsichtiger eingeschlichen werden.

Kalziumantagonisten

Diltiazem wird ebenfalls seit Langem zur Therapie der hypertrophen Kardiomyopathie der Katze eingesetzt. Es senkt die Herzfrequenz, besitzt eine dilatierende Wirkung auf die Koronararterien und lusitrope Eigenschaften. Während Atenolol bei der Kombination HOCM/SAM bevorzugt wird, verwenden viele Kardiologen Diltiazem bei der klassischen, generalisierten hypertrophen Kardiomyopathie mit eingeschränkter diastolischer Funktion [34].

Im Vergleich mit dem ACE-Hemmer Benazepril ergab sich kein Unterschied während einer 6-monatigen Studie an 21 Katzen mit asymptomatischer hypertropher Kardiomyopathie. Diltiazem wurde dabei in einer Formulierung mit verzögerter Freisetzung in einer Dosis von 1×tgl. 10 mg/kg p.o. gegeben. Bei den echokardiografischen Parametern Hinterwanddicke und mitraler Einstrom zeigten sich teilweise verbesserte Werte in der Benazeprilgruppe. Die klinische Bedeutung dieser Befunde blieb jedoch unklar [2]. Wie bereits erwähnt, ergab sich für Diltiazem kein Vorteil gegenüber der Kombination Furosemid plus Placebo bei dekompensierten Tieren [4].

In einer 6-monatigen Vergleichsstudie von Diltiazem vs. Propranolol vs. Verapamil mit 17 symptomatischen Katzen zeigte sich für die 12 Katzen der Diltiazemgruppe eine Remission der klinischen Symptome und signifikante Verbesserungen bei den echokardiografischen Parametern. 11 (94%) dieser Katzen erreichten den Endpunkt der Studie nach 6 Monaten, im Gegensatz zu 33 bzw. 50% aus den anderen beiden Gruppen [32]. Diese Studie lieferte ein deutliches Ergebnis über die Wirksamkeit von Diltiazem, sie ist aber limitiert durch die kleinen Fallzahlen. Sie steht auch im Widerspruch zu den

Ergebnissen der anderen Studie, in der sich weder für Diltiazem noch für andere Medikamente ein Vorteil gegenüber Furosemid plus Placebo ergab [4]. Möglicherweise waren auch negative Auswirkungen von Propranolol und Verapamil für das Ergebnis mit verantwortlich.

Diltiazem wird von Katzen ungern aufgenommen und muss zudem 3×tgl. gegeben werden (3×tgl. 7,5–15 mg/Katze [0,5–1,5 mg/kg]), sofern nicht die Retardformulierung angewandt wird. Die Dosierung der Retardformulierung kann durch Öffnen der 90-mg-Kapseln (Diltiazem Ratiopharm retard) und Verabreichung einer entsprechenden Zahl Pellets auf 30, 45 oder 60 mg angepasst werden. Alternativ können Tabletten mit 90 mg Wirkstoff halbiert werden.

> **Therapieempfehlung**
> Initial wird die Gabe von 2×tgl. 30 mg Diltiazem retard/Katze empfohlen, die Dosis kann auf 2 × 45 mg/Katze gesteigert werden. Eine 1-malige Gabe kann nicht empfohlen werden. Die Formulierung mit verzögerter Freisetzung führte in einer Untersuchung bei 1-maliger Gabe zu stark schwankenden Blutspiegeln [3]. Die Blutspiegel müssten grundsätzlich für jede Retardformulierung gesondert untersucht werden.

7.4.4 ACE-Hemmer

Interessanterweise gibt es zu den ACE-Hemmern die meisten klinischen Untersuchungen bei Katzen. Sie werden bei chronischer Herzinsuffizienz zur systemischen Blockierung der neurohumoralen Aktivierung eingesetzt, haben aber auch eine lokale Wirkung auf das myokardiale Remodeling durch Blockade des kardialen RAAS. Ob diese Eigenschaft auf den Verlauf einer asymptomatischen hypertrophen Kardiomyopathie verzögernd wirkt, konnte bislang in Untersuchungen nicht bestätigt werden.

In der bereits genannten Untersuchung ergaben sich im asymptomatischen Stadium im Vergleich zu Diltiazem tendenziell etwas bessere echokardiografische Werte in der Benazeprilgruppe [2]. Eine placebokontrollierte Studie untersuchte die Wirkung von Ramipril auf die linksventrikuläre Masse und diastolische Funktion bei 26 Maine-Coon-Katzen mit asymptomatischer HCM anhand Kardio-MRT. Während des 12-monatigen Untersuchungszeitraumes ergaben sich keine signifikanten Unterschiede in der myokardialen Masse, der diastolischen Funktion oder den humoralen Parametern im Vergleich zur Placebogruppe [44].

Eine der ersten Studien untersuchte Enalapril in Kombination mit weiteren Medikamenten ohne Kontrollgruppe bei 19 Katzen mit HCM, 11 davon im Stadium der Herzinsuffizienz. Bei der Nachuntersuchung nach einigen Monaten war nur noch eine Katze im Stadium der Herzinsuffizienz. Es kam bei keinem der Patienten zu einer Veränderung der Nieren- oder Kaliumwerte. Enalapril wurde als sicher und hilfreich bei der Behandlung der Symptome beurteilt [33].

Die Wirksamkeit von Benazepril wurde in einer Gruppe von 28 Katzen mit gemischten Krankheitsstadien (ISACHC Ib, II or IIIa) als Add-In zu Diltiazem untersucht. Die 19 Katzen mit beiden Medikamenten zeigten eine signifikante Abnahme der linksventrikulären Wanddicke im Studienverlauf, während diese Wirkung nicht bei den Katzen eintrat, die nur Diltiazem erhielten. Vorhofgröße und Septumdicke blieben in beiden Gruppen dagegen unverändert. Eine Verbesserung des Befindens trat bei mehr Katzen der Benazeprilgruppe ein, was aber keine statistische Signifikanz erreichte [45].

In der bereits erwähnten Vergleichsstudie mit Atenolol, Diltiazem, ACE-Hemmern und Placebo (jeweils inkl. Furosemid) an 118 dekompensierten Patienten ergab sich für die ACE-Hemmer-Gruppe die längste Überlebenszeit, die Unterschiede waren aber statistisch nicht signifikant [4].

> **Therapieempfehlung**
> Früher galten ACE-Hemmer bei der hypertrophen Kardiomyopathie als relativ kontraindiziert, weil man eine Zunahme des Druckgradienten bei Ausflusstraktstenosen sowie eine Förderung der systolischen Vollokklusion durch die Nachlastsenkung fürchtete. Diese Befürchtungen haben sich aus klinischer Sicht nicht bestätigt [50]. ACE-Hemmer werden bei Katzen mit asymptomatischer HCM als mögliches und im dekompensierten Stadium als sicheres und je nach Studie hilfreiches Therapeutikum angesehen [2, 4, 33, 51, 52].

7.4.5 Positiv inotrop wirksame Medikamente

Pimobendan

Pimobendan wird aus mehreren Gründen nicht bei der Katze eingesetzt. Bei den klassischen Kardiomyopathieformen mit generalisierter oder obstruktiver Hypertrophie besteht kein systolisches Versagen oder es ist nicht vorherrschend gegenüber dem diastolischen Versagen.

Pimobendan besitzt jedoch auch positiv lusitrope Eigenschaften, steigert also die Relaxationsfähigkeit des Herzmuskels. Ob dies bei der hypertrophen Kardiomyopathie eine therapeutische Bedeutung besitzt, ist nicht untersucht.

Eine Ausflusstraktstenose stellt im Allgemeinen eine Kontraindikation für ein positiv inotropes Medikament dar.

Es existieren jedoch durchaus ausgewählte Fälle oder Szenarien, in denen es indiziert sein kann. Die Voraussetzung dafür ist jedoch eine gründliche echokardiografische Untersuchung, um Kontraindikationen auszuschließen und eine verminderte systolische Funktion zu erkennen. Es gibt erste Untersuchungen über Pimobendan bei 18 Katzen mit verschiedenen kongestiven Herzkrankheiten (DCM, unklassifizierte KMP, ARVC). Pimobendan wurde dabei gut vertragen und verbesserte die klinischen Beschwerden in diesen überwiegend schweren Fällen [5].

> **Therapieempfehlung**
> Pimobendan sollte nur nach echokardiografischer Untersuchung unter den genannten Bedingungen angewendet werden. Es wird dann als verträglich und sicher eingestuft [5]. Auch die begrenzten eigenen Erfahrungen sind gut. Die Dosis entspricht derjenigen des Hundes (0,25 mg/kg, 2 × tgl. p. o.).

7.4.6 Digitalis

Die Indikationen für Digoxin entsprechen denjenigen für Pimobendan bei einer verminderten systolischen Funktion. Da Pimobendan stärker positiv inotrop wirkt und ein geringeres toxisches Potenzial besitzt, sollte es für diese Indikation bevorzugt werden.

> **Therapieempfehlung**
> Wie beim Hund kann Digoxin auch bei Katzen mit Vorhofflimmern eingesetzt werden, was allerdings selten vorkommt. Die Dosis ist bei der Katze erheblich niedriger als beim Hund (0,007 mg/kg, 1 × alle 24–48 h).

7.4.7 Diuretika

Furosemid

Körperhöhlenergüsse müssen initial durch Punktion behandelt werden. Zur Vermeidung eines Rezidivs sowie zur Behandlung eines Lungenödems ist bei dem überwiegenden Teil der Patienten fortan dauerhaft Furosemid indiziert.

Die Dosisfindung von Furosemid geschieht in der Regel auf Basis des individuellen Ansprechens. Das heißt, es muss die mindestwirksame Dosis, die ein Stauungsrezidiv verhindert, gefunden werden. Für die Kontrolle zu Hause bietet sich dazu die Messung der Ruheatemfrequenz an.

Einige Kardiologen empfehlen eine niedrig dosierte Furosemidgabe jeden 2. Tag bereits vor dem tatsächlichen Auftreten von Ödemen, wenn sich das kongestive Versagen durch deutlich vergrößerte Vorhöfe oder gestaute Lungenvenen ankündigt.

Obwohl für eine Monotherapie mit Furosemid bei der Katze bislang keine nachteiligen Auswirkungen nachgewiesen wurden [4], gilt die Kombination von Furosemid mit einem ACE-Hemmer als Standardtherapie bei kongestivem Herzversagen. Diese Empfehlung beruht derzeit aber noch auf Extrapolation von anderen Spezies und auf theoretischen Überlegungen, da durch Furosemid eine Aktivierung des RAAS ausgelöst wird.

Die Notfalldosis bei Katzen wird gewöhnlich etwas niedriger gewählt als beim Hund (2–4 mg/kg, alle 1–2 h i. v. oder i. m.). Dies hängt v. a. damit zusammen, dass Katzen eher zur Dehydratation neigen und im Falle von Herzkrankheiten zögerlicher Wasser und Futter aufnehmen als Hunde. Unter diesem Aspekt besitzt die Kontrolle der Nierenwerte und Elektrolyte bei der Katze eine größere Bedeutung als beim Hund.

❶ Therapieempfehlung

Die Gabe von Furosemid ist bei einer dekompensierten Kardiomyopathie indiziert. Lässt sich einer Katze mit Herzversagen nur ein einziges Medikament verabreichen, was im Alltag durchaus vorkommen kann, so wäre dies Furosemid.

Spironolacton

Es existieren keine klinischen Studien über die Wirkung oder Vorteile von Spironolacton (1–2 mg/kg, 2×tgl. p.o.) bei Katzen. Sofern die myokardiale Fibrosierung auch durch Aldosteron ausgelöst oder gefördert wird, könnte sich eine Indikation ableiten lassen. Interessanterweise zeigt sich in einer Studie bei Maine-Coon-Katzen im asymptomatischen Stadium der HCM, dass es auch in der Gruppe der mit ACE-Hemmern (Ramipril) behandelten Katzen trotz unterdrückter ACE-Aktivität nicht zu einem Absinken des erhöhten Aldosteronspiegels kam [44]. Hieraus könnte sich ein Ansatzpunkt für eine Therapie mit Spironolacton ergeben. Die gleiche Arbeitsgruppe untersuchte diese Hypothese bei 26 Maine-Coon-Katzen mit familiärer HCM. Während der 4-monatigen Untersuchungszeit ergaben sich jedoch keine Verbesserungen der diastolischen Funktion, und es kam auch nicht zu einer Verminderung der ventrikulären Masse. Ein Drittel der Katzen in der Spironolactongruppe entwickelte zudem eine Dermatitis im Kopfbereich [49].

In einer anderen Untersuchung führte Spironolacton bei gesunden Katzen zu einem leichten Kaliumanstieg [48]. Bei herzkranken Katzen dürfte diese Wirkung durch eine gleichzeitige Furosemidgabe ausgeglichen werden oder sogar wünschenswert sein.

❶ Therapieempfehlung

Bei Katzen, die unter Furosemidbehandlung eine Hypokaliämie entwickeln, kann Spironolacton indiziert sein. Wenn sich jedoch eine Dermatitis entwickelt, muss es abgesetzt werden.

▶ Exkurs

Therapie und Prophylaxe der arteriellen Thrombembolie

Eine Kardiomyopathie mit atrialer Vergrößerung stellt ein hohes Risiko für eine arterielle Thrombembolie dar. Atriale Blutstase, v.a. im Herzohrbereich, und Endothelschäden sowie Veränderungen von Thrombozytenfunktion und Gerinnungssystem begünstigen bei dieser Spezies die Thrombusbildung im linken Atrium. Ein hohes Risiko für eine Embolie besteht für Patienten, bei denen sich bereits ein Thrombus im Atrium befindet oder die bereits eine Embolie erlitten haben oder bei denen der echokardiografische Nachweis einer Spontanagglutination vorliegt (sog. „Smoke") (**Abb. 7.8** u. **Abb. 7.9**).

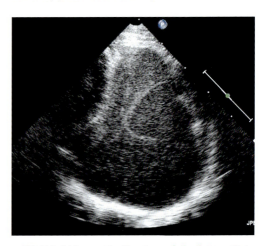

▶ **Abb. 7.8** Schlierenartige Spontanagglutination von Blut („Smoke") im stark vergrößerten linken Atrium der Katze aus **Abb. 7.1a** und **7.1b**.

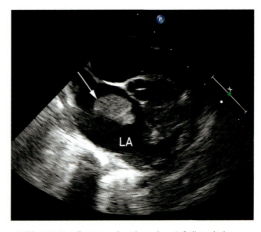

▶ **Abb. 7.9** Frei flottierender Thrombus (Pfeil) im linken Atrium (LA).

▶ **Tab. 7.2** Behandlung der akuten arteriellen Thrombembolie.

Analgesie	Buprenorphin 0,01–0,03 mg/kg, zu Beginn i. v., später s. c. alle 4–6 h oder Butorphanol, 0,2–0,4 mg/kg, s. c., i. m. oder i. v., niedrigere Dosis bei i. v. Gabe. Wirkdauer 1–4 h je nach Schmerzsituation, Wiederholung alle 3–4 h möglich.
Therapie mit Antikoagulanzien	Unfraktioniertes Heparin, 250–300 U/kg, erste Gabe i. v., dann s. c. (in vordere Körperhälfte) alle 6 h am ersten Tag, dann alle 8 h, solange Patient stationär ist.
	Aspirin (ASS) dauerhaft sobald orale Aufnahme möglich ist, 50 mg jeden 3. Tag. Kombination mit Clopidogrel (Plavix) möglich, ¼ –½ der 75 mg Tablette, 1 × tgl.
	fraktioniertes (niedermolekulares) Heparin: Dalteparin 100–150 IU/kg s. c., alle 6–12 h; Enoxaparin 1 mg/kg s. c., alle 6–12 h
Sedation/Vasodilatation	Niedrige Dosis Azepromazin 0,01–0,05 mg/kg i. m. oder i. v., jedoch nur, falls Patient nach Analgesie noch immer sehr unruhig ist.
Ergänzende Maßnahmen	Boxenruhe, Dekubitus- und Automutilationsprophylaxe, Physiotherapie, Wärme, Behandlung der zugrunde liegenden Kardiomyopathie oder des kongestiven Herzversagens.

In der Regel tritt das Ereignis akut ein (s. S. 59) und ohne vorherige Kenntnis der zugrunde liegenden Herzkrankheit. Nach einem thrombembolischen Verschluss der Aorta auf Höhe der Aufzweigung wird die ischämische Neuromyopathie v. a. durch die ungenügende Kollateralenbildung verursacht. Die Kollateralenbildung wird dabei durch vasoaktive Substanzen des Thrombus und der Thrombozyten verhindert. Eine chirurgische Ligatur der Aorta führt nicht zum klinischen Bild einer Thrombembolie, da die Kollateralenperfusion ungestört stattfinden kann. Kleinere Embolien der Akren werden meist gut kompensiert.
Tab. 7.2 zeigt, welche Maßnahmen bei einer akuten arteriellen Thrombembolie zu ergreifen sind.
Eigene Erfahrungen mit einer thrombolytischen Therapie (Streptokinase) waren grundsätzlich gut, der Überwachungsaufwand (Reperfusionssyndrom) ist jedoch ungemein größer als ohne Thrombolyse. Eine thrombolytische Therapie ist letztlich nur dann zu empfehlen, wenn die Embolie erwiesenermaßen erst wenige Stunden zurückliegt. Mit zunehmender Zeitdauer sind schwerere Nebenwirkungen (Reperfusionssyndrom) zu erwarten, nach 24 h oder länger ist eine Thrombolyse aufgrund einer Thrombusverfestigung nicht mehr ausreichend möglich. Da die Prognose durch eine thrombolytische Therapie nicht wesentlich verbessert wird, wurde sie vom Autor in den letzten Jahren nicht mehr eingesetzt [61].
Die Prognose einer Aortenthrombembolie ist insgesamt schlecht, und die Rezidivrate ist hoch. Insofern sind **prophylaktische Maßnahmen** bei Patienten mit atrialer Vergrößerung indiziert. Für keine der prophylaktischen Maßnahmen (ASS, Clopidogrel, Warfarin, Heparin, fraktioniertes Heparin) wurde eine überlegene Wirkung bei der Katze nachgewiesen. Bei einer ASS-Therapie geht man davon aus, dass die Folgen des thrombembolischen Verschlusses durch bessere Kollateralenbildung milder sind [37]. Die Wahrscheinlichkeit einer Embolie wird jedoch nicht vermindert. ASS besitzt als Prophylaktikum unter diesem Aspekt vermutlich das beste Verhältnis von Aufwand, Nebenwirkungen und Nutzen.
Die erste prospektive Studie zur Verhinderung eines Embolierezidivs wird derzeit durchgeführt (FAT CAT-Studie [43]). Sie vergleicht die Wirksamkeit von ASS und Clopidogrel, die Ergebnisse liegen noch nicht vor. Der Autor empfiehlt solange die Gabe von 50 mg ASS jeden 3. Tag p. o.. Diese Dosis kann bei Unverträglichkeit, wie Vomitus oder Anorexie, halbiert werden, da auch niedrigere Dosen die Agglutination hemmen. Bei Patienten, für die ein hohes Risiko für eine arterielle Thrombembolie besteht (s. o.), kann es jeden 2. Tag gegeben werden. Für eine Diskussion und einen Vergleich aller Therapie- und Prophylaxemaßnahmen wird an dieser Stelle auf die entsprechende Literatur verwiesen [35, 36, 60, 62, 63].

7.4.8 Zusammenfassung und Fazit

Bei **asymptomatischen Katzen** mit Ausflusstraktstenose, SAM oder hohen Herzfrequenzen kann sich eine Therapie mit einem β-Blocker günstig auswirken (**Atenolol**, 2 × tgl. 1–2 mg/kg p. o.). Bei einer höhergradigen symmetrischen Hypertrophie mit Hinweisen auf diastolische Funktionsstörung empfiehlt sich eher die Gabe eines Kalziumantagonisten (**Diltiazem**, 2–3 × tgl. 7,5–15 mg/Katze [0,5–1,5 mg/kg]; oder Diltiazem retard, 2 × tgl. 30–45 mg/Katze oder nur wenn 2- oder 3-malige Gabe nicht möglich 1 × tgl. 60 mg/Katze).

Atenolol und Diltiazem können grundsätzlich kombiniert werden. Aufgrund der synergistischen Wirkung (Senkung der Herzfrequenz, negativ inotrope Wirkung) und der damit verbundenen Nebenwirkungen (Hypotension) wird diese Kombination selten verwendet und nicht uneingeschränkt empfohlen [29]. Als Alternative zu Diltiazem hat sich auch die Therapie mit einem **ACE-Hemmer** im asymptomatischen Stadium als gleichwertig erwiesen [2].

Für alle genannten Medikamente ist die Wirksamkeit jedoch nicht nachgewiesen. In die Entscheidung zu einer Therapie sollten daher einfließen: Schweregrad und Progredienz der HCM, Typ der HCM (HOCM/SAM vs. symmetrische HCM), Möglichkeit einer Tablettengabe.

Für Katzen, die Tabletten nur mit Widerstand aufnehmen, empfiehlt sich die täglich 1-malige Gabe eines ACE-Hemmers. Für Katzen, die Tabletten ohne Probleme aufnehmen, bieten sich zusätzlich bei HOCM/SAM Atenolol und bei symmetrischer Hypertrophie ohne Ausflusstraktstenose Diltiazem an.

Dekompensierte Tiere erhalten nach Stabilisierung durch Thorakozentese, Furosemid i.v. und Sauerstoff folgende medikamentöse Dauertherapie: Furosemid in der mindestwirksamen Dosis, das sind in der Regel 2×tgl. 1–2 mg/kg p.o. in Kombination mit einem ACE-Hemmer im oberen Dosisbereich (Enalapril, Benazepril 1×tgl. 0,5 mg/kg, Ramipril 1×tgl. 0,25 mg/kg). Reichen diese Maßnahmen nicht zur Kontrolle der Kongestion aus, kann Furosemid in gleicher Dosierung s.c. statt oral und der ACE-Hemmer 2×tgl. statt 1×tgl. gegeben werden.

Bei Patienten, die unter Atenolol- oder Diltiazemtherapie dekompensiert sind, werden Furosemid und ACE-Hemmer dann zusätzlich gegeben. Bei unbehandelt dekompensierten Patienten sollte zuerst die Behandlung mit ACE-Hemmer und Furosemid erfolgen und nach einigen Wochen, je nach echokardiografischen Befunden, zusätzlich mit Atenolol oder Diltiazem kombiniert werden. Für die Kombination ACE-Hemmer (Benazepril) plus Diltiazem ergaben sich in einer Studie leichte Vorteile gegenüber einer alleinigen Diltiazemtherapie [45].

In jedem Fall muss einer **praktikablen Therapie** der Vorzug gegeben werden. Diese besteht beim dekompensierten Patienten im einfachsten Fall aus ACE-Hemmer und Furosemid p.o. Patient und Besitzer sollten nicht gegen ihre Möglichkeiten mit einer Multimedikamententherapie belastet werden, für die es keine wissenschaftliche Absicherung gibt. Das wertvolle Verhältnis zwischen Mensch und Tier **(Human-Animal-Bond)** sollte durch Zwangseingaben von Medikamenten zweifelhafter Wirkung nicht unnötig belastet werden. Bei einer Katze, die keine Tabletten aufnimmt, bleibt im Alltag häufig nur die subkutane Monotherapie mit Furosemid, sofern der Besitzer gewillt ist, die Applikation vorzunehmen. Eine Monotherapie mit Furosemid hat sich bislang nicht als nachteilig erwiesen [4].

Nur wenn echokardiografisch ein **systolisches Versagen** oder eine dilatative Kardiomyopathie nachgewiesen werden, können zusätzlich positiv inotrop wirksame Medikamente eingesetzt werden. Dazu geeignet ist in erster Linie Pimobendan, 2×tgl. 0,25 mg/kg p.o. (die Kapsel kann geöffnet und der Inhalt zur genaueren Dosierung direkt ins Futter gemischt werden). In der Regel werden die Katzen dekompensiert vorgestellt, sodass Pimobendan dann mit einem ACE-Hemmer und Furosemid kombiniert wird.

Bei Verdacht auf eine DCM empfiehlt sich die Bestimmung des Taurinspiegels (s. S. 61) und in jedem Fall die versuchsweise Substitution mit Taurin, 2×tgl. 250 mg/Katze über 3–6 Monate. Eine Verbesserung der echokardiografischen Parameter sollte nach einigen Wochen nachweisbar sein. Die Taurinsubstitution erfolgt im Falle eines positiven Ansprechens lebenslang. Wenn dagegen nach 6 Monaten keine Verbesserung erkennbar ist, kann es wieder abgesetzt werden. Einige Katzen zeigen nur eine teilweise Verbesserung der systolischen Funktion, sodass je nach Schweregrad die medikamentöse Therapie beibehalten werden muss [8].

Die Behandlung mit einem Digitalispräparat (Methyldigoxin) ist bei der Katze selten indiziert. Bei Vorhofflimmern kann es zur Senkung der AV-Überleitung in einer Dosierung von 1×tgl. 0,007 mg/kg gegeben werden. Bei Anzeichen von Unverträglichkeit oder erhöhten Serumspiegeln kann diese Dosis auch nur an jedem 2. Tag gegeben werden.

Literatur

[1] **Rush JE:** Five fabulous feline pharmaceuticals – cardiac drugs when and where? Royal Canin Feline Symposium, 2009, NAVC, Orlando, FL

[2] **Taillefer M, Di Fruscia R:** Benazepril and subclinical feline hypertrophic cardiomyopathy: a prospective, blinded, controlled study. Can Vet J 2006; 47: 437–445

[3] **Wall M, Calvert CA, Sanderson SL et al.:** Evaluation of extended-release diltiazem once daily for cats with hypertrophic cardiomyopathy. J Am Anim Hosp Assoc 2005; 41: 98–103

[4] **Fox PR for the Multicenter Feline Chronic Heart Failure Study Group:** Prospective, double-blinded, multicenter evaluation of chronic therapies for feline diastolic heart failure: Interim analysis. Proceedings ACVIM 2003

[5] **Roland RM, Gordon SG, Saunders AB:** The use of Pimobendan in feline heart failure secondary to spontaneous heart disease. Proceedings of the 18th ECVIM-CA Congress, 2008

[6] **Daisenberger P, Hirschberger J, Wess G:** NT-proBNP-Messung zur Unterscheidung kardialer und extrakardialer Ursachen von Dyspnoe bei der Katze. 16. Jahrestagung der FG Innere Medizin und klinische Labordiagnostik (InnLab) der DVG. 2./3. Februar 2008, Gießen (Abstract)

[7] **Daisenberger P, Hirschberger J, Wess G:** NT-proBNP-Messung zur Unterscheidung verschiedener Schweregrade der felinen hypertrophen Kardiomyopathie. 17. Jahrestagung der FG Innere Medizin und klinische Labordiagnostik (InnLab) der DVG. 31. Januar/1. Februar 2009, Berlin (Abstract)

[8] **Sisson DD, Knight DH, Helinski C et al.:** Plasma taurine concentrations and M-mode echocardiographic measures in healthy cats and in cats with dilated cardiomyopathy. J Vet Intern Med 1991; 5: 232–238

[9] **Schinner C, Weber K, Hartmann K et al.:** Genetische Assoziation der A31P- und A74T-Polymorphismen mit der felinen hypertrophen Kardiomyopathie bei der Maine Coon. 16. Jahrestagung der FG Innere Medizin und klinische Labordiagnostik (InnLab) der DVG. 2./3. Februar 2008, Gießen (Abstract)

[10] **Meurs KM, Fox PR, Magnon AL et al.:** Molecular screening by polymerase chain reaction detects panleukopenia virus DNA in formalin-fixed hearts from cats with idiopathic cardiomyopathy and myocarditis. Cardiovasc Pathol 2000; 9: 119–126

[11] **Fox PR, Oyama MA, Reynolds C et al.:** Utility of plasma N-terminal pro-brain natriuretic peptide (NT-proBNP) to distinguish between congestive heart failure and non-cardiac causes of acute dyspnea in cats. J Vet Cardiol 2009; 11 Suppl 1: S51–61

[12] **Kittleson MD, Meurs KM, Munro MJ et al.:** Familial hypertrophic cardiomyopathy in Maine Coon cats. Circulation 1999; 99: 3172–3180

[13] **Meurs KM, Kittleson MD, Towbin J et al.:** Familial systolic anterior motion of mitral valve and/or hypertrophic cardiomyopathy is apparently inherited as an autosomal dominant trait in a family of American domestic short hair cats (abstract). J Vet Intern Med 1997; 11: 138

[14] **Meurs KM, Sanchez X, David RM et al.:** A cardiac myosin-binding protein C mutation in the Maine Coon cat with familial hypertrophic cardiomyopathy. Hum Mol Genet 2005; 14: 3587–3593

[15] **Kittleson MD, Pion PD, DeLellis LA et al.:** Increased serum growth hormone concentration in feline hypertrophic cardiomyopathy. J Vet Intern Med 1992; 6: 320–324

[16] **Oyama MA, Solter PF, Prosek R et al.:** Cardiac Troponin I levels in dogs and cats with cardiac disease. Proceedings of the 2003 ACVIM Forum 2003

[17] **Sleeper MM, Clifford CA, Laster LL:** Cardiac troponin I in the normal dog and cat. J Vet Intern Med 2001; 15: 501–503

[18] **Porciello F, Rishniw M, Herndon WE et al.:** Cardiac troponin I is elevated in dogs and cats with azotaemia renal failure and in dogs with non-cardiac systemic disease. Aust Vet J 2008; 86: 390–394

[19] **Fox PR:** Endomyocardial fibrosis and restrictive cardiomyopathy: Pathologic and clinical features. J Vet Cardiol 2004; 6: 25–31

[20] **Baty CJ:** Feline hypertrophic cardiomyopathy: an update. Vet Clin Small Anim 2004; 34: 1227–1234

[21] **Bright JM, Herrtage ME, Schneider JF:** Pulsed Doppler assessment of left ventricular diastolic function in normal and cardiomyopathic cats. J Am Hosp Assoc 1999; 35: 285–291

[22] **Harvey AM, Battersby IA, Faena M et al.:** Arrhythmogenic right ventricular cardiomyopathy in two cats. J Small Anim Pract 2005; 46: 151–156

[23] **Chetboul V, Sampedrano C, Gouni V et al.:** Two-dimensional color tissue Doppler imaging detects myocardial dysfunction before occurrence of hypertrophy in a young Maine Coon cat. Vet Radiol Ultrasound 2006; 47: 295–300

[24] **Pion PD, Greene K, Lewis J et al.:** Fasting causes significant reductions in plasma taurine concentrations. J Vet Intern Med 1989; 3: 127

[25] **Kienle RD:** Feline Cardiomyopathy. In: Tilley LP, Smith FW, Oyama MA et al., eds. Manual of canine and feline cardiology. Philadelphia: Saunders; 2008

[26] **Kienle RD:** Feline unclassified and restrictive cardiomyopathy. In: Kittleson MD, Kienle RD, eds. Small Animal Cardiovascular Medicine. St. Lous: Mosby; 1998

[27] **Bonagura J, Stepien R, Lemkuhl L:** Acute effect of esmolol on left ventricular outflow obstruction in cats with hypertrophic cardiomyopathy. A Doppler-echocardiographic study. Proceedings of the 9th ACVIm-Forum, New Orleans, 1991: 878

[28] **MacDonald A, Kittleson MD, Kass PH et al.:** Tissue Doppler imaging in Maine Coon cats with a mutation of myosin-binding protein C with or without hypertrophy. J Vet Intern Med 2007; 21: 232–237

[29] **Rush JE:** Therapy of feline hypertrophic cardiomyopathy. Vet Clin Small Anim 1998; 28: 1459–1479

[30] **Kittleson MD:** Hypertrophic cardiomyopathy. In: Kittleson MD, Kienle RD, eds. Small Animal Cardiovascular Medicine. St. Louis: Mosby; 1998

[31] **Quinones M, Dyer DC, Ware WA et al.:** Pharmacokinetics of atenolol in clinically normal cats. Am J Vet Res 1996; 57: 1050–1053

[32] **Bright J, Golden A, Gompf R et al.:** Evaluation of the calcium channel-blocking agents diltiazem and verapamil for treatment of feline hypertrophic cardiomyopathy. J Vet Intern Med 1991; 5: 272–282

[33] **Rush JE, Freeman LM, Brown DJ et al.:** The use of enalapril in the treatment of feline hypertrophic cardiomyopathy. J Am Anim Hosp Assoc 1998; 34: 38–41

[34] **Bright JM, Golden AL:** Evidence for or against the efficacy of calcium channel blockers for management of hypertrophic cardiomyopathy in cats. Vet Clin Small Anim 1991; 21: 1023

[35] **Smith SA, Tobias AH:** Feline arterial thromboembolism: an update. Vet Clin Small Anim 2004; 34: 1245–1271

[36] **Smith SA, Tobias AH, Jakob KA et al.:** Arterial thromboembolism in cats: acute crisis in 127 cases (1992–2001) and long-term management with low dose aspirin in 24 cases. J Vet Intern Med 2003; 17: 73–83

[37] **Schaub RG, Gates KA, Roberts GE:** Effects of aspirin on collateral bloodflow after experimental thrombosis of the feline aorta. Am J Vet Res 1982; 43: 1647–1650

[38] **Tobias R:** Biochemische Marker. Die Rolle der Natriumpeptide in der kardiologischen Diagnostik. Kleintier konkret 2009; 3: 20–24

[39] **Hsu A, Kittleson MD, Paling A:** Investigation into the use of plasma NT-proBNP concentration to screen for feline hypertrophic cardiomyopathy. J Vet Cardiol 2009; 11 Suppl 1: S63–70

[40] **Lalor SM, Connolly DJ, Elliott J et al.:** Plasma concentrations of natriuretic peptides in normal cats and normotensive and hypertensive cats with chronic kidney disease. J Vet Cardiol 2009; 11 Suppl 1: S71–79

[41] **Carlos Sampedrano C, Chetboul V, Mary J, et al.:** Prospective echocardiographic and tissue Doppler imaging screening of a population of Maine Coon cats tested for the A31P mutation in the myosin-binding protein C gene: a specific analysis of the heterozygous status. J Vet Intern Med 2009; 23: 91–99

[42] **Gundler S, Tidholm A, Häggström J:** Prevalence of myocardial hypertrophy in a population of asymptomatic Swedish Maine Coon cats. Acta Vet Scand 2008; 50: 22

[43] **Hogan DF:** Update From the FAT CAT Study on Arterial Thromboembolism. Proceedings of the ACVIM 2008

[44] **MacDonald KA, Kittleson MD, Larson RF et al.:** The effect of ramipril on left ventricular mass, myocardial fibrosis, diastolic function, and plasma neurohormones in Maine Coon cats with familial hypertrophic cardiomyopathy without heart failure. J Vet Intern Med 2006; 20: 1093–1105

[45] **Amberger CN, Glardon O, Glaus T et al.:** Effects of benazepril in the treatment of feline hypertrophic cardiomyopathy. Results of a prospective, open-label, multicenter clinical trial. J Vet Cardiol 1999; 1: 19–26

[46] **Takeda A, Takeda N:** Different pathophysiology of cardiac hypertrophy in hypertension and hypertrophic cardiomyopathy. J Mol Cell Cardiol 1997; 29: 2961–2965

[47] **Kyriakidis M, Triposkiadis F, John Dernellis J et al.:** Effects of cardiac versus circulatory angiotensin-converting enzyme inhibition on left ventricular diastolic function and coronary blood flow in hypertrophic obstructive cardiomyopathy. Circulation 1998; 97: 1342–1347

[48] **Abbott JA, Saker KE:** Serum Chemistry Variables of Healthy Cats Receiving Spironolactone. Proceedings of the ACVIM 2006

[49] **Macdonald KA, Kittleson MD, Kass PH et al.:** Effect of spironolactone on diastolic function and left ventricular mass in Maine Coon cats with familial hypertrophic cardiomyopathy. J Vet Intern Med 2008; 22: 335–341

[50] **Oyama MA, Gidlewski J, Sisson DD:** Effect of ACE-inhibition on dynamic left ventricular obstruction in cats with hyertrophic obstructive cardiomyopathy. J Vet Intern Med 2003; 17: 400

[51] **Schille F, Skrodzki M:** The Efficacy, Tolerance, and Safety of the Angiotensin-Converting Enzyme Inhibitor Ramipril in Cats With Cardiomyopathy with or without Hypertension. Proceedings Vol. II of the WSAVA Congress, Granada, Spain, 2002: 166

[52] **Thoulon F, Woehrlé F, Boisramé B:** Long-Term Tolerance of Imidapril in the Cat. J Vet Cardiol 2003; 5: 29–34

[53] **Fox PR:** Hypertrophic cardiomyopathy. Clinical and pathologic correlates. J Vet Cardiol 2003; 5: 39–45

[54] **Pion PD, Kittleson MD, Rogers QR et al.:** Myocardial failure in cats associated with low plasma taurine: a reversible cardiomyopathy. Science 1987; 237: 764–768

[55] **Torin DS, Freeman LM, Rush JE:** Dietary patterns of cats with cardiac disease. J Am Vet Med Assoc 2007; 230: 862–867

[56] **Boon J, Steffen T:** Echokardiographie made easy. Babenhausen: BE Vet Verlag; 2005

[57] **Kittleson MD:** The genetics of HCM-mutant cats. Proceedings of the 2009 ACVIM Forum 2003

[58] **Kienle RD:** Echokardiography. In: Kittleson MD, Kienle RD, eds. Small Animal Cardiovascular Medicine. St. Lous: Mosby; 1998

[59] **Henick R:** Echocardiography. In: Miller M, Tilley LP, eds. Manual of Canine and Feline Cardiology. Philadelphia: Saunders; 1993

[60] **Smith CE, Rozanski EA, Freeman LM et al.:** Use of low-molecular-weight heparin in cats: 57 cases (1999–2003). J Am Vet Med Assoc 2004;225(8):1237–1241

[61] **Reimer SB, Kittleson MD, Kyles AE:** Use of rheolytic thrombectomy in the treatment of feline distal aortic thromboembolism. J Vet Intern Med 2006;20(2):290–296

[62] **Vargo CL, Taylor SM, Carr A et al.:** The effect of a low-molecular-weight heparin on coagulation parameters in healthy cats. Can J Vet Res 2009;73(2):132–136

[63] **Alwood AJ, Downend AB, Brooks MB:** Anticoagulant effects of low-molecular-weight heparins in healthy cats. J Vet Intern Med. 2007;21(3):378–387

8 Notfalltherapie

Bei den erworbenen Herzkrankheiten steht in der Notfallsituation praktisch immer die kongestive Komponente im Vordergrund. Ausnahmen sind Arrhythmien, die entweder zu Synkopen führen oder die Herzleistung zusätzlich zur Grundkrankheit verschlechtern.

Die Patienten sollten in eine ruhige und gut belüftete Umgebung verbracht werden. Wenn kein Sauerstoffkäfig zur Verfügung steht, bietet sich die nasale O_2-Insufflation mit fixiertem Schlauch an. Bei sehr aufgeregten oder unruhigen Patienten kann zur Beruhigung eine minimale Dosis Azepromazin i.m. gegeben werden, sofern keine Hypotension vorliegt. Die medikamentöse Therapie wird individuell auf das Ansprechen beim einzelnen Patienten hin angepasst. Insofern sind die Angaben lediglich als Richtlinien zu verstehen.

8.1 Therapie des kongestiven Notfalls

8.1.1 Maßnahmen beim Thoraxerguss

Bei den dekompensierten Kardiomyopathien kommt es bei Hunden und Katzen häufig zu einem Thoraxerguss mit erheblicher Dyspnoe. Ein Thoraxerguss sollte nicht medikamentös, sondern durch **Thorakozentese entfernt** werden. Nicht selten lässt sich die Flüssigkeit vollständig abpunktieren, und die Notfallsituation ist damit behoben. Die ideale Punktionsstelle liegt auf mittlerer Thoraxhöhe oder etwas darüber zwischen Herz und Zwerchfell, also im kaudalen Thoraxdrittel. Die geeignete Stelle lässt sich am besten sonografisch finden.

Die Patienten sollten bei allen Maßnahmen in Brustlage verbleiben, große Hunde stehen bevorzugt bei Atemnot. Bei Katzen können Butterfly-Nadeln mit angeschweißtem Schlauch verwendet werden. Bei Hunden je nach Körpergröße Nadeln der Stärke 20–18 g (gelb und rosa) mit Heidelberger Verlängerung oder Perfusorschlauch (dieser kollabiert nicht bei starker Aspiration). Bei den Riesenrassen ist mit entsprechend großen Flüssigkeitsmengen zu rechnen (bis zu 10 l!), weshalb sich dazu ein OP-Sauger anbietet. Danach kann etwaiger Aszites abgesaugt und die medikamentöse Therapie begonnen werden.

8.1.2 Maßnahmen beim Lungenödem

Das Lungenödem ist das klassische Dekompensationszeichen der Mitralendokardiose und kann gleichzeitig oder alternativ zum Thoraxerguss auch bei den Kardiomyopathien auftreten. Zur Behandlung wird wiederholt Furosemid i.v. gegeben, da die beste Wirksamkeit in dieser Applikationsform besteht. Ist eine i.v. Gabe nicht möglich, kann Furosemid ersatzweise auch i.m. gegeben werden. Die subkutane Applikation ist aufgrund mangelnder peripherer Durchblutung im Notfall nicht zu empfehlen. Die Furosemiddosis beim Hund lautet 4–5(–8) mg/kg i.v., Häufigkeit und Intervalle je nach Ansprechen mehrmals alle 30–60 min. Bei der Katze sollte die Dosis etwas reduziert und die Intervalle sollten etwas verlängert werden (3 mg/kg i.v., alle 60–90 min). Der Behandlungserfolg äußert sich durch eine sinkende Atemfrequenz.

Wenn auf Furosemid keine Besserung eintritt, sind zusätzliche Notfallmaßnahmen notwendig. Bei Mitralendokardiose kann ein therapierefraktäres Lungenödem durch starke Nachlastsenkung mit Nitroprussid im Perfusor behandelt werden. Bei der dilatativen Kardiomyopathie ist eine Steigerung der Herzleistung durch die β-Mimetika Dobutamin oder Dopamin via Perfusor möglich. Nitroprussid kann gleichzeitig mit Dobutamin oder Dopamin gegeben werden, was besonders bei der dilatativen Kardiomyopathie indiziert ist. Die synergistische Wirkung auf die Herzleistung ergibt sich durch Nachlastsenkung und gleichzeitige Verbesserung der systolischen Funktion. Dosierungen: Dopamin: initial 2 µg/kg/min, kann schrittweise erhöht werden bis 8 µg/kg/min. Dobutamin: initial 5 bis maximal 20 µg/kg/min.

Diese Maßnahmen erfordern eine intensive Überwachung mit Blutdruckmessung und Kontrolle der Rhythmik. Besonders die Behandlung mit Nitroprussid ist anspruchsvoll. Die initiale Dosis von 1 µg/kg/min muss langsam schrittweise um 1 µg/kg/min (bis maximal 10 µg/kg/min) erhöht werden. Ziel ist eine Senkung des systolischen Blutdrucks um mindestens 15 mmHg, jedoch nicht unter 100 mmHg. Nitroprussid sollte nach Besserung des Lungenödems anschließend wieder ausgeschlichen werden.

8.1 Therapie des kongestiven Notfalls

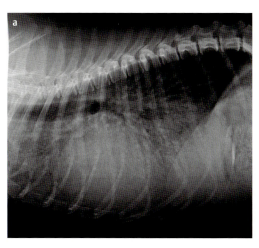
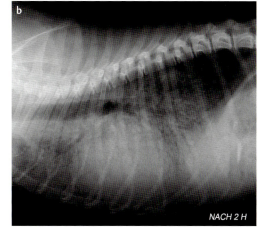
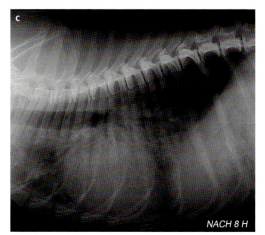
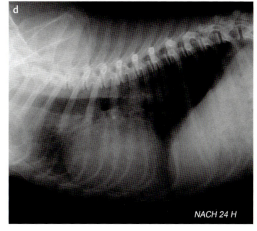
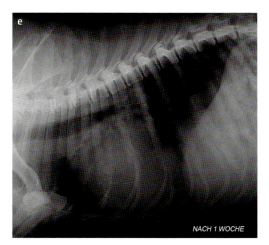

▶ **Abb. 8.1** Verlauf einer hochgradigen Dekompensation bei einem Rauhaardackelrüden mit schwerer Mitralendokardiose.

a Der bislang unbehandelte Patient wird mit fulminantem alveolärem Lungenödem vorgestellt. Das Ödem zeigt eine Absenkungstendenz nach ventral. Eine aggressive Therapie mit wiederholt 5 mg/kg Furosemid i.v. und Nitroprussid-Perfusor wird begonnen. Flankierend O$_2$-Insufflation.

b Kontrolle nach 2 h. Das Lungenödem und die Atemnot haben sich bislang nur marginal gebessert. Furosemid wird weiter stündlich gegeben. Da der Patient sehr unruhig ist, erhält er eine sehr niedrige Dosis von 0,05 ml Azepromazin i.m.

c Kontrolle nach 8 h: Die Atemnot besserte sich in den letzten Stunden, das Lungenödem ist weniger geworden.

d Kontrolle nach 24 h. Der Patient ist stabilisiert, das Lungenödem ist praktisch verschwunden. Nitroprussid wurde ausgeschlichen, orale Therapie mit Furosemid, Pimobendan, ACE-Hemmern, Amlodipin, Spironolacton und Digoxin wird begonnen.

e Kontrolle nach 1 Woche. Mit einer oralen Furosemiddosis von 2 × 3 mg/kg trat kein Rezidiv auf. Nierenwerte und Elektrolyte sind nicht verändert.

Sobald eine orale Eingabe möglich ist, sollte die Therapie mit Pimobendan, ACE-Hemmern und Spironolacton beim Hund und mit ACE-Hemmern bei der Katze begonnen werden. Die Behandlung mit Furosemid wird einige Tage lang in einer Dosis von 2–3 mg/kg, 2–3 × tgl. weitergeführt, dann kann versucht werden, die Dosis etwas zu senken. Bei vielen Patienten reichen 1–2 mg/kg, 2 × tgl. aus. Bei einem Rezidiv, erkennbar an einer Zunahme der Atemfrequenz, wird die Dosis wieder erhöht. Dem Hundebesitzer sollte ein Dosisbereich bis maximal 4 mg/kg 3 × tgl. vorgegeben werden, bei Katzen maximal 3 mg/kg, 2 × tgl. Sollte diese Menge nicht ausreichen, sind ergänzende Medikamente notwendig. Zur medikamentösen Blutdrucksenkung kann beim Hund Amlodipin gegeben werden. Die Furosemidwirkung kann mit einem Thiaziddiuretikum ergänzt werden. Bei hohen Diuretikadosen und Vasodilatatoren ist wegen der RAAS-Aktivierung die Kombination mit Spironolacton besonders sinnvoll.

Bei Vorhofflimmern sollte zusätzlich Digoxin gegeben werden. Eine Wirkung wird erst nach einigen Tagen erreicht, sodass Digoxin kein Notfalltherapeutikum ist. Die Herzfrequenz sinkt ohnehin durch die Beseitigung der Ödeme und der Hypoxie. Die initiale Dosisverdoppelung für einen schnelleren Wirkungseintritt von Digoxin kann wegen möglicher Nebenwirkungen nicht empfohlen werden. Sollten supraventrikuläre Tachyarrhythmien dringend behandelt werden müssen, bieten sich dazu Kalziumkanal- oder β-Blocker an.

Bei der Katze sollte Digoxin nur bei strenger Indikationsstellung (schnelles Vorhofflimmern >180/min trotz stabilisierter Herzinsuffizienz) in einer reduzierten Dosis von 0,007 mg/kg 1× alle 24–48 h verabreicht werden.

Literatur

[1] **Kittleson MD:** Management of heart failure. In: Kittleson MD, Kienle RD, eds. Small Animal Cardiovascular Medicine. St. Louis: Mosby; 1998

[2] **Strickland KN:** Pathophysiology and therapy of heart failure. In: Tilley LP, Smith FW, Oyama MA et al., eds. Manual of canine and feline cardiology. 4th ed. Philadelphia: Saunders; 2008

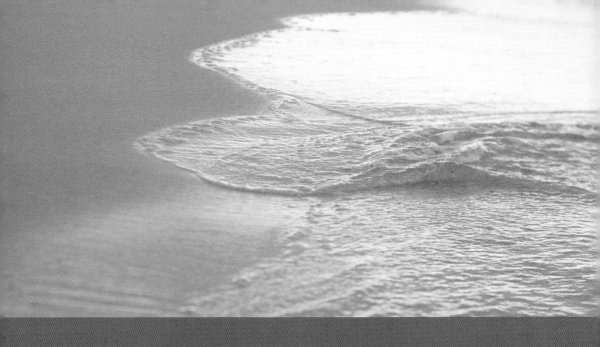

Anhang

Medikamentenliste 80
Sachverzeichnis 86

Tab. 8.1 Medikamentenliste.

Wirkstoff	Wirkstoff-gruppe	Handels-name	Dosierung Hund	Dosierung Katze	Wirkweise	Indikation	Literatur	Bemerkung
Therapie der kongestiven Herzinsuffizienz								
Amlodipin	Kalziumka-nalblocker	Norvasc, diverse	0,1–0,4 mg/kg, 1(–2)× tgl. p.o.	0,625–1,25 mg/Katze, 1× tgl. p.o. (bei Hypertension)	Verminderung der Mitralregurgitation durch arterielle Vasodilatation	Hypertension (Katze), Mitralendokardiose mit schwerem Lungenödem (Hund)	Hund MI: S. 40/41: [65, 69, 78]	
Atenolol	selektiver β1-Blocker	Tenormin, diverse	0,25–1 mg/kg, 2× tgl. p.o. (als Antiarrhythmikum bei Tachykardien)	1–2 mg/kg, 2× tgl. p.o.	β-Blockade, frequenzsenkend, supraventrikuläre und ventrikuläre antiarrhythmische Wirkung	Vorhofflimmern, HCM	Hund DCM: S. 54–55: [(24, 65), 75]; Katze: S. 73/74 [4, 27, 31]	nur bei stabilisierten Patienten, in Kombination mit Mexitil als Alternative zur Sotaloltherapie bei ARVC
Benazepril	ACE-Hemmer	Fortekor	0,25–0,5 mg/kg p.o.	dito	Blutdrucksenkung/Volumenreduktion durch RAAS-Blockade	kongestive Herzinsuffizienz	Hund MI: S. 38–40: [16 (auch DCM), 22, 42, 45, 58]; Hund DCM: S. 56/57: [61, 63, 89, 90]; Katze: S. 73/74: [2, 45, 50]	
Carvedilol	nicht selektiver β-Blocker, α-Blocker	diverse	0,05 mg/kg, 1× tgl, über > 6 Wochen langsam steigern auf 0,5–1 mg/kg 2× tgl. p.o.	vermutlich dito, keine klinische Erfahrung	neurohumorale Blockade, Frequenzsenkung, Antioxidans	chronische Herzinsuffizienz	Hund MI: S. 40: [72, 76]; Hund DCM: S. 56 [72, 73]	nur bei stabilisierten Patienten, Wirkspiegel ist 50–100 ng/ml (s. Text)
Diltiazem	Kalziumkanalblocker	diverse	0,5–1,5 mg/kg, 3× tgl. p.o. (als Antiarryhthmikum bei atrialen Tachykardien)	7,5 mg/Katze, 3× tgl. p.o., Retardformulierung: 30–45 mg/Katze, 2× tgl. p.o.	frequenzsenkend, positiv lusitrop	Vorhofflimmern, HCM	Hund DCM: S. 57: [97]; Katze: S. 73/74: [2–4, 32, 34, 45]	nur bei stabilisierten Patienten; Wirkspiegel der Retardformulierung für in Deutschland erhältliche Formulierungen ist nicht untersucht

▶ **Tab. 8.1** (Fortsetzung).

Wirkstoff	Wirkstoff-gruppe	Handels-name	Dosierung Hund	Dosierung Katze	Wirkweise	Indikation	Literatur	Bemerkung
Enalapril	ACE-Hemmer	Enacard	0,5 mg/kg p. o., 1 × tgl.	dito	Blutdrucksenkung/Volumenreduktion durch RAAS-Blockade		Hund MI: S. 38–40: [14, 41, 48, 53, 54, 55 (auch DCM)]; Katze: S. 73/74: [4, 33]	
Furosemid	Diuretikum	Dimazon	variabel bis zu 3 × 4 mg/kg tgl. p. o., 6–8 mg/kg i. v. im Notfall	variabel bis zu 2 × 3 mg/kg tgl. p. o., 4 mg/kg i. v. im Notfall	direkte Wirkung auf Lungenödem, Diurese, Natriurese	Therapie und Verhinderung eines Lungenödems	Katze: S. 73: [4]	
Imidapril	ACE-Hemmer	Prilium	0,25 mg/kg, 1 × tgl. p. o.	dito	Blutdrucksenkung/Volumenreduktion durch RAAS-Blockade		Katze: S. 74: [52]	flüssige Formulierung
Hydrochlorothiazid	Diuretikum	Esidrix, diverse	2–4 mg/kg, 2 × tgl. p. o.	1–2 mg/kg, 2 × tgl. p. o.	sequenzielle Nephronblockade in Kombination mit Furosemid	therapierefraktäres Lungenödem		
Methyl-digoxin	Digitalisglykosid	Lanitop	0,01 mg/kg auf 2 × tgl. p. o.	0,007 mg/kg alle 1–2 Tage p. o. (s. S. 69/78)	positiv inotrop, negativ chronotrop, bathmotrop	Vorhofflimmern, kongestive Herzinsuffizienz		enge therapeutische Breite, Wirkspiegel im unteren Bereich halten (0,8–1,2 ng/ml, 6–8 h nach Tablette)
Pimobendan	Phosphodiesterase-Hemmer	Vetmedin	0,5 mg/kg auf 2 × tgl. p. o. (s. S. 69)	0,5 mg/kg auf 2 × tgl. p. o.	positiv inotrop, Vasodilatation	kongestive Herzinsuffizienz, nicht bei Stenosen oder HCM	Hund MI: S. 38–41: [22, 43–47, 56, 58, 86]; Hund DCM: S. 56/57: [62–64, 89, 90]; Katze: S. 73: [5]	
Ramipril	ACE-Hemmer	Vasotop	0,125–0,25 mg/kg, 1 × tgl. p. o.	dito	Blutdrucksenkung/Volumenreduktion durch RAAS-Blockade	kongestive Herzinsuffizienz	Katze: S. 74: [44, 51]	

▶ Tab. 8.1 (Fortsetzung).

Wirkstoff	Wirkstoff-gruppe	Handels-name	Dosierung Hund	Dosierung Katze	Wirkweise	Indikation	Literatur	Bemerkung
Spironolacton	Diuretikum, RAAS-Blockade	Prilactone	2 mg/kg, 1 × tgl. p. o.		Blutdrucksenkung/Volumenreduktion durch RAAS-Blockade, antifibrotische Wirkung durch Aldosteronblockade	kongestive Herzinsuffizienz	Hund MI: S. 40/41: [62–64, 67, 68, 85]; Hund DCM: S. 56: [70, 71]; Katze: S. 74: [48, 49]	

Notfall- und antiarrhythmische Therapie

Wirkstoff	Wirkstoff-gruppe	Handels-name	Dosierung Hund	Dosierung Katze	Wirkweise	Indikation	Literatur	Bemerkung
Dobutamin	β-Mimetikum	diverse	(1,5–) 5–20 µg/kg/min über Perfusor	4–15 µg/kg/min über Perfusor, nur bei systolischem Versagen!	positiv inotrop	schwere dekompensierte kongestive Herzinsuffizienz (DCM)		niedrig beginnen und hochtitrieren nach Wirkung
Dopamin	β-Mimetikum	diverse	2–8(–10) µg/kg/min über Perfusor	dito, nur bei systolischem Versagen!	positiv inotrop	schwere dekompensierte kongestive Herzinsuffizienz (DCM)		niedrig beginnen und hochtitrieren nach Wirkung
Flecainid	Antiarrhythmikum	diverse	1,6 mg/kg, 2–3 × tgl. p. o.	keine	Klasse-Ic-Antiarrhythmikum (Natriumkanalblocker)	ventrikuläre und supraventrikuläre Arrhythmien		
Lidocain	Lokalanästhetikum, Antiarrhythmikum	Xylocain, diverse	2 mg/kg Bolus langsam i. v. alle 10–15 min. bis max. 8 mg Gesamtdosis; zur Erhaltung 25–80 µg/kg/min über Perfusor	0,25–0,5 mg/kg Bolus sehr langsam i. v., Wiederholung 0,15–0,25 mg/kg alle 5–20 min; zur Erhaltung 10–20 µg/kg/min über Perfusor	Klasse-Ib-Antiarrhythmikum (Natriumkanalblocker), v. a. ventrikuläre Wirkung	ventrikuläre Tachykardie oder schwere Extrasystolie		**Cave:** Katze ist empfindlich gegenüber Lidocain, besser Propranolol anwenden

▶ **Tab. 8.1** (Fortsetzung).

Wirkstoff	Wirkstoff-gruppe	Handels-name	Dosierung Hund	Dosierung Katze	Wirkweise	Indikation	Literatur	Bemerkung
Methyldigo-xin	Digitalisgly-kosid	Lanitop	0,01 mg/kg auf 2 × tgl. p. o.	0,007 mg/kg alle 1–2 Tage p.o. (s. S. 69/78)	positiv inotrop, negativ chronotrop, bathmotrop	Vorhofflimmern, kongestive Herzinsuffizienz		enge therapeutische Breite, Wirkspiegel im unteren Bereich halten (0,8–1,2 ng/ml, 6–8h nach Tablette)
Mexiletine	Antiarrhythmikum	Mexitil	5–10 mg/kg, 2–3 × tgl. p.o.	keine	Klasse-Ib-Antiarrhythmikum (Natriumkanalblocker) mit ventrikulärer Wirkung	ventrikuläre Tachykardie oder schwere Extrasystolie	Hund DCM: S. 56: [75]	zur oralen Fortführung einer Lidocaintherapie, in Kombination mit Atenolol als Alternative zur Sotaloltherapie bei ARVC wurde 2009 vom Markt genommen
Nitroprussid-Natrium	Vasodilatator (Cyanid)	Nitropruss	1–5(–8) µg/kg/min über Perfusor	1–5 µg/kg/min über Perfusor	Erhöhung des Herzminutenvolumens und Verminderung der Mitralregurgitation durch arterielle Vasodilatation	schweres Lungenödem (Kombination mit Dopamin oder Dobutamin bei systolischem Versagen)		niedrig beginnen und hochtitrieren nach Wirkung, keine Langzeitanwendung wegen Cyanidtoxikose
Propafenon	Antiarrhythmikum	diverse	3–(10) mg/kg, 3 × tgl. p.o.	keine	Klasse-Ic-Antiarrhythmikum (Natriumkanalblocker)	ventrikuläre und supraventrikuläre Arrhythmien		
Propranolol	nicht selektiver β-Blocker	diverse	0,02–1 mg/kg langsam i. v., 3–4 × tgl.	0,25–0,5 mg langsam i. v., 3 × tgl.	β-Blockade, supraventrikuläre und ventrikuläre antiarrhythmische Wirkung	Tachyarrhythmien, Vorhofflimmern	Hund DCM: S. 54: [24]; Katze: S. 74: [32]	zur oralen Fortführung Atenolol verwenden

▶ **Tab. 8.1** (Fortsetzung).

Wirkstoff	Wirkstoff-gruppe	Handels-name	Dosierung Hund	Dosierung Katze	Wirkweise	Indikation	Literatur	Bemerkung
Sotalol	nicht selektiver β-Blocker, Klasse-III-Antiarrhythmikum	diverse	1–2 mg/kg, 2×tgl. p. o.	dito	Antiarrhythmikum bei ventrikulären Extrasystolen	Arrhythmie mit Synkopen, v. a. bei ARVC-Boxer	Hund DCM: S. 56: [75]	
Eicosapentaensäure	Fischöl	diverse	20–40 mg/kg tgl. p.o. oder 2 g Fischöl/30 kg		membranstabilisierend?	ventrikuläre Arrhythmien, Synkopen	Hund DCM: S. 56/57: [76, 88]	
Docosahexaensäure	Fischöl	diverse	15–25 mg/kg tgl. p.o. oder 2 g Fischöl/30 kg		membranstabilisierend?	ventrikuläre Arrhythmien, Synkopen	Hund DCM: S. 56/57: [76, 88]	
Therapeutika zur arteriellen Thrombembolie der Katze								
Acetylsalicylsäure	Cyclooxygenasehemmer (NSAID)	Aspirin, diverse	keine kardiale Indikation	50 mg, jeden 3. Tag p. o.	Thrombozytenaggregationshemmung	Therapie (und unbewiesene Prophylaxe) der arteriellen Thrombembolie	Katze: S. 74: [35–37, 43]	
Clopidogrel	Thrombozytenrezeptorenblocker	Plavix, diverse	keine kardiale Indikation	¼–½ der 75 mg Tablette/Katze, 1×tgl. p. o.	Thrombozytenaggregationshemmung	unbewiesene Prophylaxe der arteriellen Thrombembolie	Katze: S. 74: [43]	
Heparin (unfraktioniert)	Gerinnungshemmer	diverse	keine kardiale Indikation	250–300 I.E./kg s. c., 3–4×tgl.	Antithrombin-III-abhängige Inaktivierung von Gerinnungsfaktoren	Therapie der arteriellen Thrombembolie	Katze: S. 74: [35, 36]	Heparindosis kann individuell stark variieren

▶ **Tab. 8.1** (Fortsetzung).

Wirkstoff	Wirkstoff-gruppe	Handels-name	Dosierung Hund	Dosierung Katze	Wirkweise	Indikation	Literatur	Bemerkung
fraktionier-tes Heparin	Gerinnungs-hemmer	Fragmin Clexane	keine kardiale Indikation	Dalteparin 100–150 IU/kg s.c., alle 6–12 h Enoxaparin 1–1,5 mg/kg s.c., alle 6–12 h	Anti-Faktor-Xa-Aktivität	Therapie der arteriellen Thrombembolie	Katze: S. 65: [60, 62, 63]	Die Dosierungsin-tervalle unterliegen der Diskussion.
sonstige Therapeutika								
Carnitin	Aminosäure	diverse	50–100 mg/kg, 2–3 × tgl. p.o.	keine kardiale Indikation	Substitution	Kardiomyopathie durch Carnitin-mangel	Hund DCM: S. 54–56: [14, 15, 27, 59, 79]	empirische Thera-pie notwendig
Taurin	Aminosäure	diverse	0,5–1 g/Hund, 1–2 × tgl. p.o.	250 mg/Katze, 2 × tgl. p.o.	Substitution	Kardiomyopathie durch Taurin-mangel	Hund DCM: S. 54–56: [27, 59, 79–81]; Katze: S. 73/74: [8, 24, 54]	niedriger Taurin-blutspiegel hin-weisend
Sildenafil	Phosphodies-terase-Hem-mer	Revatio, Viagra	1–2 mg/kg, 1 × tgl. p.o.	vermutlich dito, keine klinische Erfahrung	Vasodilatation	pulmonale arte-rielle Hyperten-sion	Hund MI: S. 41: [81, 82]	bei schwerer Links-herzinsuffizienz (s. S. 28)

Sachverzeichnis

A

ACE-Hemmer 9, 29, 32, 33, 49, 50, 68
– Benazepril 31, 49, 68, 80
– Enalapril 31, 49, 68, 81
– Imidapril 81
– Ramipril 68, 81
Acetylsalicylsäure 71, 84
Aldosteron 5
Amiodaron 52
Amlodipin 10, 35, 78, 80
Angiografie 25
Angiotensinbildung
– Inhibition 5
Angiotensinrezeptorblockade 5
Antiarrhythmika
– Amiodaron 52
– Atenolol 10
– Diltiazem 11
– Flecainid 82
– Lidocain 82
– Mexiletine 83
– Omega-3-Fettsäuren 53
– Propafenon 83
– Sotalol 53
Aortenstenose 63
Arrhythmie
– respiratorische 21
– supraventrikuläre 43, 44
– ventrikuläre 43
ARVC 43, 46, 53, 69
ASS siehe Acetylsalicylsäure
Aszites 3, 43, 44, 46, 76
Atenolol 9, 66, 67, 80
Atrioventrikularklappenendokardiose siehe Mitralendokardiose (MI)
Ausflusstraktstenose 62, 65, 67, 69
AV-Klappenendokardiose 19
AV-Klappeninsuffizienz
– sekundäre 8
Azepromazin 76
Azotämie 11
– prärenale 9, 18

B

Barorezeptor 4
Barorezeptoren-Reflex 4
Benazepril 31, 49, 68, 80
β-Blocker 36, 52, 78
– Atenolol 9, 66, 67, 80
– Carvedilol 9, 11, 36, 37, 52, 53, 80

– Kontraindikation 10
– Metoprolol 9, 36, 52
– nicht selektive 9
– Propanolol 9
– Propranolol 52, 83
– selektive 9
– Sotalol 53, 84
β-Mimetika
– Dobutamin 76, 82
– Dopamin 76, 82
Blockade
– sequenzielle neurohumorale 5
Boxer 42, 44, 46, 47, 53
Bronchialspasmen 10
Bronchitis
– chronische 20, 22
Bronchomalazie 20, 22
Brustwandschwirren 21

C

Carnitin 85
Carnitinmangel 42, 43, 53
Carvedilol 9, 11, 36, 37, 52, 53, 80
Cavalier King Charles Spaniel (CKCS) 12, 19, 23, 29, 36
CHIEF-Klassifikation 13, 14
Clopidogrel 71, 84
Cockerspaniel 42, 50, 53

D

Dalmatiner 42, 53
Dehydratation 8, 9, 69
Dekompensation 8, 44, 66
Dermatitis 9, 70
Deutsche Dogge 43
Diät 9
Digitalisglykoside
– Digoxin 10, 35, 52, 69, 78
– Methyldigoxin 72, 81, 83
Digoxin 10, 11, 35, 52, 69, 78
Diltiazem 11, 66, 68, 72, 80
Diuretika
– Furosemid 32, 70, 76, 81
– Hydrochlorothiazid 9, 81
– Spironolacton 9, 34, 35, 52, 70, 82
Dobermann 42, 48, 50, 51, 53
Dobutamin 76, 82
Docosahexaensäure 53, 84
Dopamin 76, 82
Down-Regulation 4, 10
Dyspnoe 22, 43, 61, 76

E

Eicosapentaensäure 53, 84
Elektrolytverlust 9
Enalapril 31, 49, 68, 81
Endokarditis 19
Endothelin-Blocker 5
Escape-Mechanismus 9
Extrasystolen 44
– atriale 22

F

Farb-Doppler-Sonografie 24, 25, 62
Fischöl 53
Flecainid 82
Forrester-Klassifikation 13
Frank-Starling-Mechanismus 4, 8, 46
Furosemid 8, 32, 70, 76, 81
Fütterungsanamese 43

G

Gewebe-Doppler-Sonografie 27, 62
Gingivahyperplasie
– reversible 11, 36
Golden Retriever 53
Greyhound 47

H

Harnstoffwert 18
Heparin 71, 84
Herzdiät 9
Herzgeräusch 20
Herzinsuffizienz 3
– chronische 4
– kongestive 8
Herzinsuffizienzklassifikation 14
Herztod
– plötzlicher 4, 44, 47
Herzversagen
– chronisches 5
– diastolisches 7
– kongestives 3
– systolisches 4, 5, 10
Herzwirbelsumme 23
– Referenzbereich 24
Holter-EKG 44
Husten 22, 43
Hydralazin 36
Hydrochlorothiazid 9, 81
Hyperkaliämie 35

Sachverzeichnis

Hypertension
- pulmonale 28

Hypertrophie
- ventrikuläre 4

Hypokaliämie 9, 18

I
Imidapril 81
Infusionstherapie 29
Inodilatator 10
Insult 4
Irischer Wolfshund 43, 45, 49, 53
ISACHC-Klassifikation 13, 14

K
Kalziumantagonisten siehe Kalziumkanalblocker
Kalziumkanalblocker 11, 78
- Amlodipin 10, 35, 78, 80
- Diltiazem 11, 66, 67, 72, 80

Kardiomegalie 22, 23, 45, 59
Kardiomyopathie 3
- hypertrophe 8

Kardiomyopathie (der Katze)
- dilatative 65
- hypertrophe 4, 6, 11, 58, 62
- hypertrophisch-obstruktive 62
- intermediäre 65
- nicht klassifizierte 64
- restriktive 64

Kardiomyopathie (des Hundes)
- arrhythmogene rechtsventrikuläre 43
- dilatative 4, 42
- sekundäre 42

Kardiomyozyten 5
Katecholaminspiegel 4
Klappeninsuffizienz 3
Klappenmorphologie 24
Klassifikationssystem 13
- CHIEF 13
- ISACHC 13
- NYHA 13

Kochsalz 29
Kompensationsmechanismen 4
Kortikosteroide 29
Kreatininwert 13, 18, 61

L
Laboruntersuchung 18, 28, 47, 61
Langzeit-EKG 44
Lebensqualität 11
Lidocain 82

Lungenödem 3, 22, 23, 32, 44, 46, 59, 66, 76
- therapierefraktäres 20, 36, 37, 76

M
Maine Coon 58, 63
Matrix
- extrazelluläre 6

Methyldigoxin 72, 81, 83
Metoprolol 9, 36, 52
Mexiletine 83
Mikroinfarkt 3
Mitralendokardiose 7, 19
- Anamnese 20
- Auskultation 21
- degenerativ-myxomatöse (MI) 3
- Disposition 19
- Echokardiografie 24
- EKG 22
- Labor 28
- Prognose 20
- pulmonale Hypertension 28
- Röntgen 22
- Schweregrad 25, 27
- Therapie 28

Mitralgeräusch 44
Mitralklappenflail 24, 37
Mitralklappenprolaps 21, 24
Multimorbidität 14, 21, 28
Myokardinfarkt 3, 5
Myokarditis 42
Myokardversagen 19
- biventrikuläres 46
- primäres 42

N
Nachlastsenkung 10
Natriumgehalt 9
Natriumretention 5
Nephronblockade
- sequenzielle 9, 37

Neufundländer 42, 43, 48
Neurotransmitter
- Noradrenalin 4, 5

Nierenversagen 8, 61
Nitroprussid 76, 83
Noradrenalin 4, 5
Notfalltherapie 76
NYHA-Klassifikation 13

O
O_2-Insufflation 76
Omega-3-Fettsäuren
- Docosahexaensäure 53
- Eicosapentaensäure 53

P
Peptide
- natriuretische 28, 48

Perserkatze 58
Phonokardiogramm 21
Phosphodiesterase-Hemmer
- Pimobendan 10, 31, 34, 49, 51, 69, 81
- Sildenafil 28, 85

Pimobendan 10, 31, 34, 49, 51, 69, 81
- Kontraindikation 10

Propafenon 83
Prophylaxe 12
Propranolol 9, 52, 83
Pseudohypertrophie 62

R
RAAS-Aktivierung 78
RAAS-Aktivität 8, 36
RAAS-Blockade 9, 34, 37
RALES-Studie 34
Ramipril 68, 81
Rassekatze 58
Regelmechanismen
- neurohumorale 4

Regurgitationsfraktion 7
Regurgitationsvolumen 25
Remodeling
- kardiales 4, 6, 7
- ventrikuläres 8

Renin-Angiotensin-System (RAS) 7
Renin-System 36, 66
Reperfusionssyndrom 71
Retriever 42
Riesenrassen 42, 44, 47, 76

S
Salzaufnahme 9
Sarkomersynthese 6
Sauerstoffkäfig 76
Schleifendiuretikum 8
Seniordiät 9
Sildenafil 28, 85
Sotalol 53, 84
Spironolacton 9, 34, 35, 52, 70, 82
Spontanagglutination 70

Syndrom
- neuroendokrines 5
- neurohumorales 5

Synkopen 4, 47
Systolic anterior movement (SAM) 62, 67

T

Tachyarrhythmie
- supraventrikuläre 78
- ventrikuläre 44

Taurin 85
Taurinmangel 6, 7, 42, 43, 53, 61
Taurinspiegel 42, 53, 61, 72
Taurinsubstitution 72
Therapieerfolg
- Kriterien 11

Thiaziddiuretika 9, 78
Thorakozentese 46, 53, 72, 76
Thoraxerguss 3, 44, 46, 53, 59, 66, 76
Thrombembolie
- arterielle 59, 70, 71

Thrombolyse 71
Thrombus 59
Trachealkollaps 20, 22
Trikuspidalregurgitationsgeschwindigkeit 28
Troponin 28, 47, 48
Troponinspiegel 61

U

Überlebenszeit 11

V

Vasodilatatoren
- venöse 9

Vasopressin (ADH) 5
Venodilatation 8
Venodilatatoren 9
Vollokklusion 62, 63, 68
Volumenexpansion
- renale 5

Volumenreduktion 8
Volumenüberlastung 6, 7
Vorhofflimmern 19, 22, 44, 52, 69, 78
- primäres 45
- sekundäres 45

Vorlastsenkung 8

W

Warfarin 71
Wasserretention 5

Y

Yorkshireterrier 23